尘肺病理诊断图谱

国家职业卫生标准《职业性尘肺病的病理诊断》
（GBZ 25—2014）配套图谱

尘肺病理诊断图谱

国家职业卫生标准《职业性尘肺病的病理诊断》（GBZ 25—2014）配套图谱

名誉主编　梁淑容　　　　主　编　苏　敏　邹昌淇
　　　　　　　　　　　　副主编　谢汝能　关砚生

编　　者（按姓氏汉语拼音排序）

陈　岗（复旦大学附属中山医院）

陈日萍（浙江省医学科学院）

顾莹莹（广州医科大学附属第一医院）

关砚生（国家安全生产监督管理总局职业安全卫生研究中心）

江瑞康（新疆维吾尔自治区职业病医院）

刘培成（新疆维吾尔自治区职业病医院）

马国云（上海市疾病预防控制中心）

毛　翎（上海市肺科医院）

苏　敏（汕头大学医学院）

田东萍（汕头大学医学院）

谢国秀（江西省职业病防治研究院）

谢汝能（江西省职业病防治研究院）

张　幸（浙江省医学科学院）

张岩松（国家安全生产监督管理总局职业安全卫生研究中心）

邹昌淇（中国疾病预防控制中心职业卫生与中毒控制所）

秘　　书　赵淑坤（汕头大学医学院）

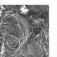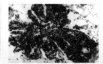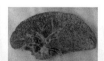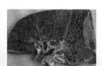

人民卫生出版社

图书在版编目（CIP）数据

尘肺病理诊断图谱：国家职业卫生标准《职业性尘
肺病的病理诊断》（GBZ 25—2014）配套图谱 / 苏敏，邹
昌淇主编. —北京：人民卫生出版社，2019
ISBN 978-7-117-28154-6

Ⅰ. ①尘… Ⅱ. ①苏…②邹… Ⅲ. ①尘肺－病理学
－诊断学－图谱 Ⅳ. ①R598.204-64

中国版本图书馆 CIP 数据核字（2019）第 030073 号

人卫智网	www.ipmph.com	医学教育、学术、考试、健康， 购书智慧智能综合服务平台
人卫官网	www.pmph.com	人卫官方资讯发布平台

尘肺病理诊断图谱
国家职业卫生标准《职业性尘肺病的病理诊断》
（GBZ 25—2014）配套图谱

主　　编：苏　敏　邹昌淇
出版发行：人民卫生出版社（中继线 010-59780011）
地　　址：北京市朝阳区潘家园南里 19 号
邮　　编：100021
E - mail：pmph @ pmph.com
购书热线：010-59787592　010-59787584　010-65264830
印　　刷：北京盛通印刷股份有限公司
经　　销：新华书店
开　　本：889×1194　1/16　印张：19
字　　数：462 千字
版　　次：2019 年 8 月第 1 版　2019 年 8 月第 1 版第 1 次印刷
标准书号：ISBN 978-7-117-28154-6
定　　价：150.00 元

打击盗版举报电话：010-59787491　E-mail：WQ @ pmph.com
（凡属印装质量问题请与本社市场营销中心联系退换）

名誉主编简介

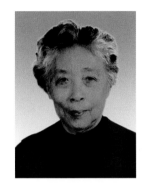

　　梁淑容，1927 年生于辽宁省沈阳市。1950 年毕业于中国医科大学公共卫生学院（沈阳）。毕业后留校任教于劳动卫生教研室。1957 年任中国医学科学院劳动卫生与职业病研究所助理研究员、研究员（北京）。20 世纪 60 年代于中国医学科学院协和医院病理科（北京）、中山医学院病理教研室（广州）进修。20 世纪 70 年代末接受国家卫生部和国家劳动总局下达的我国首部尘肺病理诊断标准（GB 8783—88）的研制任务。1994 年离休。职称：研究员。

　　参与译书与著作包括《劳动卫生学》（苏联高等医学院教材），人民卫生出版社，北京，1955；《劳动卫生学实习指导》（苏联高等医学院教材），人民卫生出版社，北京，1955；《职业病学》（前苏联 A.A. 列塔维特教授主编），人民卫生出版社，北京，1959；《尘肺病理图谱》梁淑容，郑志仁，邹昌淇，李洪洋，人民卫生出版社，北京，1981；《尘肺病理学及尘肺病理诊断标准照片及幻灯片》（内部发行教学资料）中国预防医学科学院劳动卫生与职业病研究所、职业病研究室病理组编写，北京，1987。

主编简介

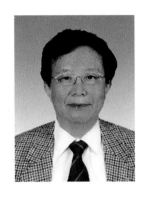

苏敏，汕头大学医学院病理学国家重点学科临床病理研究所所长，特聘教授，主任法医师，博士生导师、博士后合作教授；中华预防医学会劳动卫生与职业病分会常委，职业与环境病理学组负责人，中国病理医师协会常委，中国毒理学会毒性病理学专业委员会副主任委员，《环境与职业医学》杂志编委；汕大医学院－英国剑桥大学牛津大学国际合作平台负责人。先后主持 9 项国家自然科学基金项目。发表 SCI 论文 30 篇（第一或通信作者，代表作发表在 *Gastroenterology*, *Int J Hyg Environ Health*, *European J Epidemiology*, *Carcinogenesis*, *Mitochondrion*, *Human Pathol*），主编中英文病理相关教材 5 部；获国家发明专利 4 项。

主讲的病理学课程被评为国家精品课程、国家双语示范课程、国家级精品资源共享课；广东特支计划特支领军人才（特支名师），曾获国家优秀教学成果二等奖。

主持尘肺病理诊断标准修订项目——GBZ 25—2014 已颁布为"强制性国家职业卫生标准"；国家卫生健康委员会尘肺病诊疗专家委员会委员。

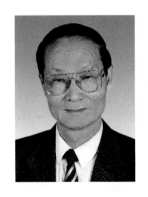

邹昌淇，研究员，1935 年 9 月生，福建龙岩市人。1959 年原武汉同济医科大公共卫生学院毕业。曾任中国 CDC 职业卫生与中毒控制所研究员、所长、博士生导师。享受国务院特殊津贴，荣获卫生部突出贡献中青科学家称号。从事职业卫生、尘肺病理及治疗研究，曾负责主持国家科委"七·五""八·五""九·五"医学科技攻关和卫生部重点科研项目等多项。培养硕士、博士生多名。荣获国家科委发明奖 1 项及卫生部等部委科技进步奖一、二、三等奖 6 项。发表论文 80 余篇，主编或参加编写论著 10 部。曾兼任卫生部第一届公共卫生专家委员会委员、全国劳动卫生标准专委会副主任、中华预防医学会、全国劳动保护科技学会、中国工业企业健康教育委员会常务理事及下属分支学会主任、副主任及多个学组组长、副组长和多种杂志编委等。曾为国际 ICOH 委员、亚洲 ACOH 秘书长、副主席（1991—1998 年）。共同研制发明的"治疗矽肺新药汉防己甲素"目前仍广泛用于治疗尘肺病人。

副主编简介

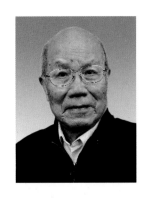

　　谢汶能，主任医师，1933年11月生，广西南宁人。1958年江西医学院医疗系本科毕业。随即分入江西省劳动卫生研究所（现名为江西省职业病防治研究院）尘肺研究室工作（1973—1987年任研究室代主任、主任）。1962年起重点从事尘肺病理工作。发表论文70余篇（其中26篇关于尘肺病理）。参加编著《环境病理学》和《矿山矽肺结核防治》；参加制定《尘肺病理诊断标准》（GB 8783—88）、修订《职业性尘肺病的病理诊断》（GBZ 25—2014）。被聘任为国家职业病诊断鉴定委员会尘肺病理诊断鉴定组委员、中华预防医学会劳动卫生与职业病分会职业与环境病理学组第一、第二届委员。省级专业任职包括江西省预防医学会卫生毒理专业委员会常务委员等5项。荣获国务院特殊津贴、江西省劳动模范。

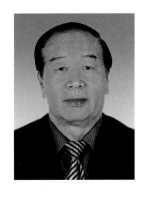

　　关砚生，1951年生，1977年毕业于山西医学院卫生系，曾任国家安全生产监督管理总局职业安全卫生研究所病理研究室主任，主任医师，党委书记兼副所长。主检解剖诊断煤工尘肺260余例，享受国务院特殊津贴。参加制定《尘肺病理诊断标准》（GB 8783—88），修订《职业性尘肺病的病理诊断》（GBZ 25—2014）。主编参与编写著作8部，发表论文30余篇，获部级科技进步二等奖1项，三等奖2项。曾任国家安监总局专家委员会职业卫生专业委员会秘书长，北京市职业病诊断鉴定委员会专家，中华预防医学会职业与环境病理组副组长。

序

　　由国家职业卫生标准《职业性尘肺病的病理诊断》(GBZ 25—2014)标准修订项目组及配套图谱项目组合作完成的《尘肺病理诊断图谱》即将正式出版发行,我谨以此短文表示热烈的祝贺和衷心的感谢,感谢他们为尘肺病方面的学术著作增添了新的篇章。汕头大学医学院病理学国家重点学科苏敏教授作为项目负责人,和我国尘肺病理学界的许多专家共同合作完成了我国国家职业卫生标准《职业性尘肺病的病理诊断》(GBZ 25—2014)的修订工作。新标准认识到尘肺病三种基本病理改变(结节、尘斑、纤维化)多是混合存在的,故在原标准三种基本病理改变分别诊断分级的基础上增加了综合评分诊断分级,从而大大增加了标准的适用性。更重要的是,病理是属于形态学范畴的学科,仅用文字描述是非常困难的。现标准在大量研究的基础上,精选了300余幅病理图片,包括全肺大病理切片、肺大体图、镜下图以及模型渲染图,其中大部分是彩色图片,作为标准的配套图谱予以出版发行,即用图谱形式来表达和说明病理形态学的改变,应该是尘肺病病理诊断标准质的提高。

　　病理改变是任何疾病的基础,他不仅是疾病确诊的依据,更是认识疾病本质,研究疾病发生、发展和转归机制的基本依据。尘肺病虽然是古老的职业病,基本病理改变是肺组织的纤维化,对其发病机制的研究虽有许多理论和假说,但总的来说仍不完全清楚,这也是尘肺病预防和治疗的最大障碍。相信本病理图谱的出版发行,将为广大职业病医师和研究人员提供非常有价值的参考和工具,不仅用于尘肺病的病理诊断,也将大大地推动我国尘肺病理的研究工作,从而为从根本上认识尘肺病,消除和控制尘肺病作出更大的贡献。

李德鸿

中国CDC职业卫生与中毒控制所首席科学家

2018年4月于北京

前言

尘肺病是一个受到国际社会广泛关注的职业病，危害极大，病死率高。国家卫生健康委员会发布的职业病数据显示，2011—2016 年我国职业性尘肺病发病人数目前总体仍呈上升趋势。

职业性尘肺病是指由于在职业活动中长期吸入生产性粉尘，导致粉尘在肺内沉积而引起的以肺组织弥漫性纤维化为主的疾病。尘肺的诊断标准有两种，一种是临床诊断，另一种是病理诊断，以病理诊断最为准确，也是最终的诊断。20 世纪 80 年代，原国家卫生部和原国家劳动总局下文由梁淑容（原中国预防医学科学院劳动卫生与职业病研究所）组织郑志仁（原华西医科大学公共卫生学院）、于慎言（原鞍山钢铁公司劳动卫生研究所）、谢汝能（原江西省劳动卫生研究所）和王炳森（原上海市劳动卫生研究所）等主要专家共同制定了我国首部《尘肺病理诊断标准》（GB 8783—88）；2002 年国家卫生部重新发布为（GBZ 25—2002）。

尘肺病理诊断标准是诊断尘肺的金标准，依据尘肺病理的形态学改变，判断肺脏病理损伤的程度，确定尘肺病的病理分型和分期诊断。

应原卫生部卫生监督中心与原卫生部标准委员会职业病临床标准分委会委托，由汕头大学医学院病理学国家重点学科牵头，中国疾病预防控制中心职业卫生与中毒控制所、江西省职业病防治研究院、国家安监总局职业安全卫生研究所、上海市疾病预防控制中心、上海市肺科医院、四川大学公共卫生学院等单位联合完成的国家卫生部项目——《职业性尘肺病的病理诊断》（GBZ 25—2014）（代替 GBZ 25—2002），已被立为"强制性国家职业卫生标准"【国卫通〔2014〕14 号】，于 2015 年 3 月 1 日实施。

由于尘肺病的病理损害有结节、尘斑伴肺气肿与弥漫纤维化等基本病变，每个病例可以出现以某一类型病变为主，伴有其他尘性病变存在。为了更全面反映病损，新修订的《职业性尘肺病的病理诊断》（GBZ 25—2014）最明显的特点是在原有标准的基础上，增加了尘肺分期标准综合分析诊断法，为促进职业性尘肺诊断的科学化、标准化、法制化，提供依据。并对肺活检在尘肺诊断中的价值与定位有详细的介绍。

本配套图谱依据新修订的《职业性尘肺病的病理诊断》（GBZ 25—2014），力求做到概念表达清晰，定义准确，重点突出，层次分明，结构完整，语言简洁，尽可能联系临床实际。

《尘肺病理诊断图谱》是项目组协作单位和全体编委成员的大力支持及辛勤劳动共同奉献完成的。图谱中的图片全部来自我国，汇聚了我国职业尘肺病理近 50 年的研究结果。全书大体镜下等图片 351 幅，其中 35 幅源自梁淑容研究员主持，中国预防医学科学院劳动卫生与职业病研究所职业病研究室病理组编撰的《尘肺病理学 尘肺病理诊断标准（照片及幻灯片）》（1987·北京）。为此，对我国老一辈尘肺病理诊断标准的奠基者们致以崇高的敬意。

本书承蒙时任国家卫生计生委卫生监督中心谷京宇处长、程婉秋副处长与中国疾病预防控制中心标准处及中国 CDC 职业卫生与中毒控制所李涛所长、首席科学家李德鸿研究员的大力支持和帮助,在此一并致谢!

感谢全体修订专家和编委多年来的辛勤奉献和赵淑坤秘书的图文编辑。

《尘肺病理诊断图谱》编写的项目经费由原国家卫生计生委卫生监督中心《尘肺病的病理诊断》配套规范标准片项目资助,本图谱出版经费由广东省特支计划(编号201425007)与汕头大学医学院病理学国家重点学科资助。

尘肺病理诊断是以"标准"为依据,本图谱是为读者提供诊断图例的直观参考,并非以本书的图例作为标准,敬请同行及读者在参考本书时予以注意。

希望本图谱的出版,能为尘肺病理诊断提供帮助,为培养尘肺病理诊断人才及职业卫生相关工作者尽一份绵薄之力。

本书在标本和图例的选辑、注释以及文字描述上难免存在不足之处,敬请同行和读者指正。

苏敏

病理教授/主任法医师
国家职业卫生标准《职业性尘肺病的病理诊断》(GBZ 25—2014)
标准修订项目组及配套图谱项目组负责人
2018年7月于汕头

目录

第八章　尘肺组织病理活检

第九章　尘肺案例

第一章　肺的解剖组织学

第一节　肺的解剖学

肺位于胸腔内，纵隔两侧，左右各一。肺大致呈圆锥形，具有一尖、一底、两面和三缘。右肺因受肝位置的影响，较宽短。左肺因受心偏向左侧的影响，较狭长。

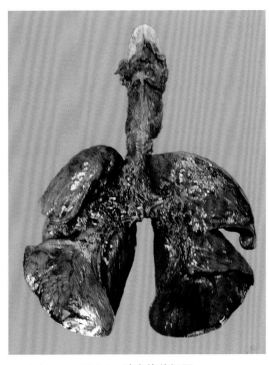

图 1-1　肺大体前视图

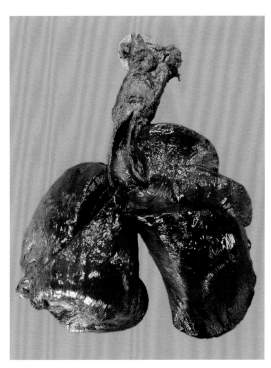

图 1-2　肺大体后视图

肺尖呈钝圆形，向上经胸廓上口突至颈根部。肺底位于膈上面，称膈面，向上方凹陷，与膈的穹隆相一致。外侧面圆凸而广阔，邻接肋和肋间隙，又称肋面。内侧面邻贴纵隔，故称纵隔面。此面中部有一凹陷，称肺门，是主支气管、肺动脉、肺静脉、淋巴管和神经等出入肺的部位，肺门附近有肺门淋巴结。左肺前缘下部有左肺心切迹。肺的后缘圆钝。肺的下缘也较薄锐，其位置可随呼吸上下移动。

左肺被自后上方斜向前下方的斜裂分为上、下两个叶。右肺除有斜裂外，还有一条近于水平方向的水平裂，将右肺分为上、中、下三个叶。

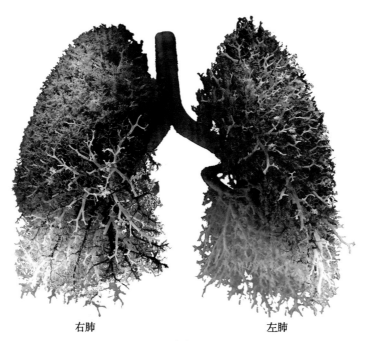

右肺　　　　　　　　　　　　左肺

图 1-3　肺铸型—分叶

右肺：上叶（红色区域）、中叶（蓝色区域）、下叶（黄色区域）

左肺：上叶（红色区域）、下叶（黄色区域）【原型引自汕大医学院生命科学馆】

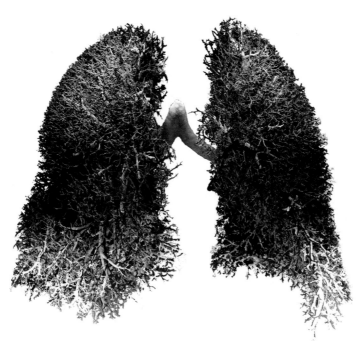

图 1-4　肺铸型—示全肺动脉、静脉、支气管分布

蓝色示肺动脉分布，红色示肺静脉分布，白色示肺支气管【原型引自汕大医学院生命科学馆】

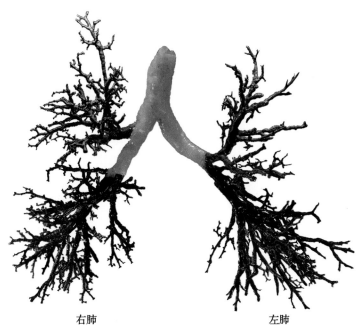

右肺　　　　　　　　　　　左肺

图 1-5　肺铸型—分叶　示气管、支气管

右肺：上叶（蓝色区域）、中叶（绿色区域）、下叶（红色区域）

左肺：上叶（蓝色区域）、下叶（红色区域）【原型引自汕大医学院生命科学馆】

肺表面覆以浆膜，为胸膜脏层，光滑湿润，透过脏层胸膜可见许多多边形的肺小叶轮廓。肺组织质软而轻，富有弹性，呈海绵状。

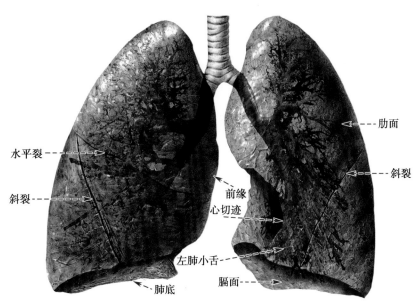

水平裂
斜裂
前缘
心切迹
左肺小舌
肺底
肋面
斜裂
膈面

图 1-6　肺小叶示意图

　　左、右主支气管入肺门后分出肺叶支气管，进入肺叶。肺叶支气管在各肺叶内再分为肺段支气管，并在肺内反复分支，呈树枝状，称支气管树。每一肺段支气管及其分支和它所属的肺组织共同构成一个支气管肺段。肺段呈圆锥形，其尖朝向肺门，底朝向肺表面。各肺段有其固有位置，相邻肺段间仅以薄层结缔组织隔开。

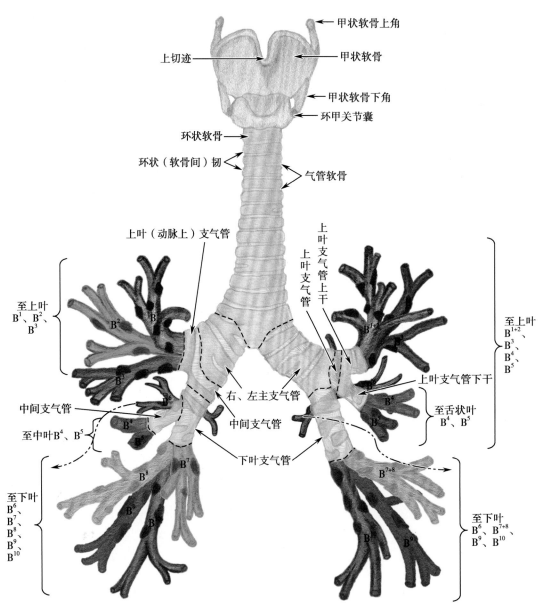

图 1-7　气管和肺段支气管

右肺：B¹（尖段支气管）B²（后段支气管）B³（前段支气管）B⁴（外侧段支气管）B⁵（内侧段支气管）B⁶（下叶上段支气管）B⁷（内侧底段支气管）B⁸（前底段支气管）B⁹（外侧底段支气管）B¹⁰（后底段支气管）

左肺：B¹⁺²（尖后段支气管）B³（前段支气管）B⁴（上舌段支气管）B⁵（下舌段支气管）B⁶（下叶上段支气管）B⁷⁺⁸（前内侧底段支气管）B⁹（外侧底段支气管）B¹⁰（后底段支气管）

　　按照肺段支气管的分支分布,左、右肺各分为 10 个肺段。左肺上叶的尖段和后段支气管、下叶的内侧底段和前底段支气管均常发自一个支气管干,因此左肺可分为 8 个肺段。

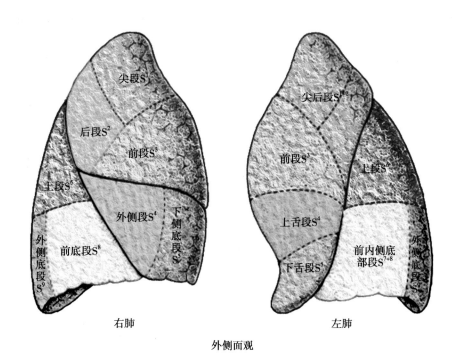

右肺　　　　　　　　　　　　　左肺

外侧面观

内侧面观

图 1-8　两肺肺段分布示意图

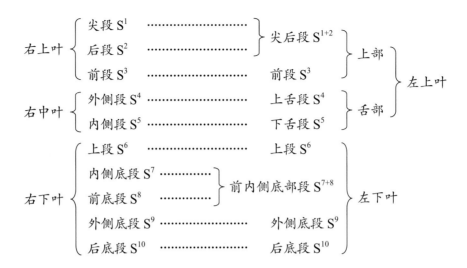

右上叶 {
尖段 S¹ ·················· } 尖后段 S^{1+2} } 上部
后段 S² ··················
前段 S³ ·················· 前段 S³ } } 左上叶
}

右中叶 {
外侧段 S⁴ ·················· 上舌段 S⁴ } 舌部
内侧段 S⁵ ·················· 下舌段 S⁵
}

右下叶 {
上段 S⁶ ·················· 上段 S⁶
内侧底段 S⁷ ·········· } 前内侧底部段 S^{7+8} } 左下叶
前底段 S⁸ ··········
外侧底段 S⁹ ·················· 外侧底段 S⁹
后底段 S¹⁰ ·················· 后底段 S¹⁰
}

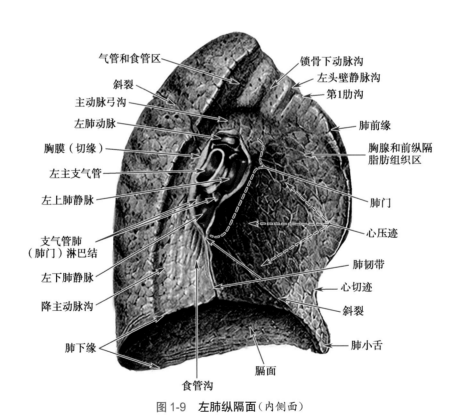

图 1-9　左肺纵隔面（内侧面）

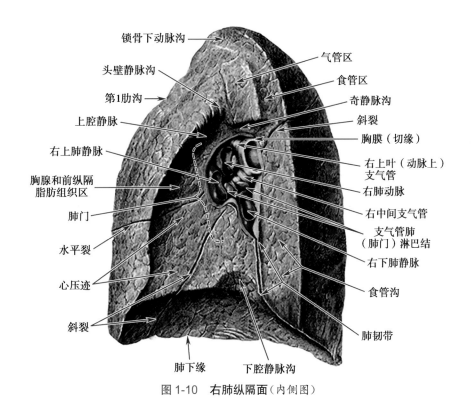

图 1-10　**右肺纵隔面**（内侧图）

标注（左侧，自上而下）：锁骨下动脉沟、头壁静脉沟、第1肋沟、上腔静脉、右上肺静脉、胸腺和前纵隔脂肪组织区、肺门、水平裂、心压迹、斜裂、肺下缘、下腔静脉沟

标注（右侧，自上而下）：气管区、食管区、奇静脉沟、斜裂、胸膜（切缘）、右上叶（动脉上）支气管、右肺动脉、右中间支气管、支气管肺（肺门）淋巴结、右下肺静脉、食管沟、肺韧带

第二节　肺的组织学

肺组织分实质和间质两部分。实质即肺内支气管的各级分支及其终末的大量肺泡。间质包括结缔组织及血管、淋巴管、神经等。肺胸膜覆盖的结缔组织伸入实质，将实质分隔为许多肺小叶。

一、肺内的导管部

小支气管：假复层柱状纤毛上皮，固有膜很薄，无黏膜肌层，有弹性纤维层（易被误认为黏膜肌）。黏膜下层内有大量气管腺。外膜又称为软骨纤维膜，其中有透明软骨环或片，以及致密结缔组织。有肺动脉和肺静脉分支伴行。

细支气管：管腔面上许多纵行皱襞，黏膜上皮为假复层柱状纤毛上皮，平滑肌显著增厚，软骨片消失。

终末细支气管：黏膜层纵行皱襞消失，为单层柱状纤毛上皮，外包一层平滑肌。

二、呼吸部

呼吸性细支气管：管壁不完整，有肺泡开口。单层立方上皮，逐渐移行为扁平上皮。

肺泡管：是肺泡囊到呼吸性细支气管的通道，也由肺泡围成。有小团状的平滑肌断面和单层扁平上皮。

肺泡囊：是由相邻几个肺泡围成的空腔。

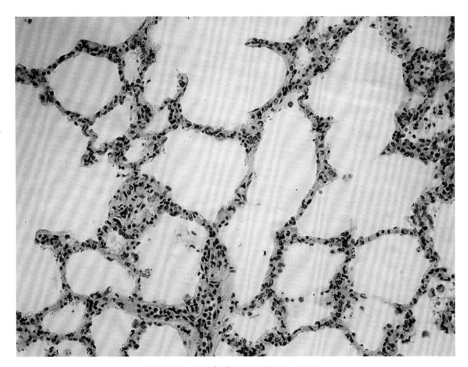

图 1-11　正常肺组织（镜下 ×200）

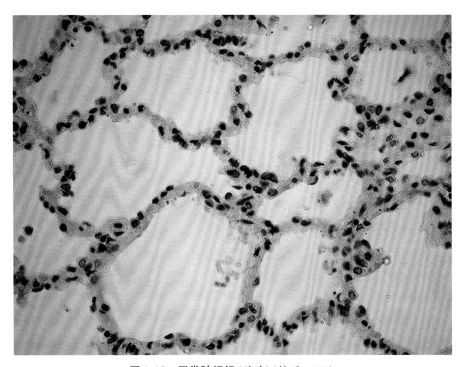

图 1-12　正常肺组织（肺泡）（镜下 ×400）

肺泡：肺泡壁是由单层扁平上皮构成，有三种细胞：

（1）扁平上皮细胞（Ⅰ型细胞），其基膜紧贴毛细血管。

（2）分泌上皮（Ⅱ型细胞），该细胞突向管腔或夹在扁平上皮细胞之间，可分泌表面活性物质。

（3）隔细胞：位于肺泡间隔中，当进入肺泡腔内吞噬了粉尘就叫尘细胞。在尘细胞的细胞质内有大量尘埃颗粒，属于吞噬细胞。

（4）肺泡隔：是相邻肺泡壁之间的结构，由结缔组织和丰富的毛细血管组成。

第三节　肺的清除机制

一、呼吸道的阻留和温湿作用

鼻腔、喉、气管支气管树的阻留作用形成了呼吸道的第一道防线。大多数大于 5μm 的粉尘颗粒可通过撞击、重力和静电沉积等作用被阻留于上呼吸道表面；而小于 5μm 的颗粒，进入气管后，由于气管异物反应性收管和气流减慢可沉降于黏膜表面。阻留作用可阻挡大部分随空气进入呼吸道的颗粒，随后借黏液纤毛系统排出。此外，上呼吸道鼻腔的毛细血管和黏液腺还有调温和湿润作用，使吸入的空气变为温暖而湿润的气体进入肺泡。

二、呼吸道的排出作用（呼吸道的黏液纤毛流或黏液纤毛阶梯）

呼吸道上皮具有“黏液纤毛系统”：包括鼻腔到各级支气管纤毛柱状上皮和黏液腺。覆盖于黏膜表面的黏液主要由黏液腺和杯状细胞分泌而成，厚度为 5～10μm，由凝胶层（浅层）和溶胶层（深层）组成。浅层较黏稠，可吸附颗粒；深层较稀薄，纤毛浸浴其中。纤毛能够高速（1000～1500 次 /min）协调摆动，使阻留在呼吸道的颗粒向咽喉运动排出。

三、肺组织吞噬系统

进入下呼吸道和肺泡的颗粒，被肺巨噬细胞吞噬，经处理后输送到肺门淋巴结或经呼吸道排出体外或经食管进入消化道。

清除速度：

快相：占吸入肺内总尘量的 70%～95%。一般为数天。

慢相：约占吸入肺内总尘量的 10%。约要 100 天以上或经过多年，主要是排除肺间质内粉尘。

人体呼吸道清除作用非常有效，一个煤矿工人死后尸检测定遗留在肺内的煤尘只有 60～80g，但毕生吸入的量可达 6kg。但是，当肺内粉尘吸入量大于清除量（超负荷）造成在肺内蓄积，形成尘肺。

（苏　敏　邹昌淇）

第二章 尘肺的定义及分类

第一节 职业性尘肺病的定义

职业性尘肺病（occupational pneumoconiosis）是指由于在职业活动中长期吸入生产性粉尘引起的肺组织纤维化为主的疾病。

第二节 尘肺的分类

尘肺可分为无机尘肺和有机尘肺两大类。本书主要阐述无机尘肺病。

根据病因学的不同，即吸入粉尘种类的不同，无机尘肺又可分为以下几类：

1. 吸入含有 10% 以上游离二氧化硅粉尘引起的尘肺，称为矽肺。

2. 吸入含硅酸盐为主的粉尘引起的尘肺为硅酸盐尘肺，如石棉肺、水泥尘肺、陶工尘肺、滑石尘肺、云母尘肺等。

3. 吸入煤尘等炭素粉尘引起的尘肺，如煤肺、石墨尘肺、炭黑尘肺等。

4. 吸入金属粉尘引起的尘肺，如铝尘肺。

5. 由混合性粉尘引起的尘肺，如电焊工尘肺、煤矽肺、铸工尘肺等。

已列入职业病名单的无机尘肺有 13 种：①矽肺；②煤工尘肺（包括煤肺、煤矽肺）；③石墨尘肺；④炭黑尘肺；⑤石棉肺；⑥滑石尘肺；⑦水泥尘肺；⑧云母尘肺；⑨陶工尘肺；⑩铝尘肺；⑪电焊工尘肺；⑫铸工尘肺；⑬根据《尘肺病诊断标准》和《尘肺病理诊断标准》可以诊断的其他尘肺病。

二氧化硅（SiO_2）晶体有多种晶型，其基本结构单元是四面体，每个 Si 周围结合 4 个 O，Si 在中心，O 在四个顶角；许多这样的四面体又通过顶角的 O 相连接，每个 O 为两个四面体所共有，即每个 O 与 2 个 Si 相结合。实际上，SiO_2 晶体是由 Si 和 O 按 1:2 的比例所组成的立体网状结构的晶体。

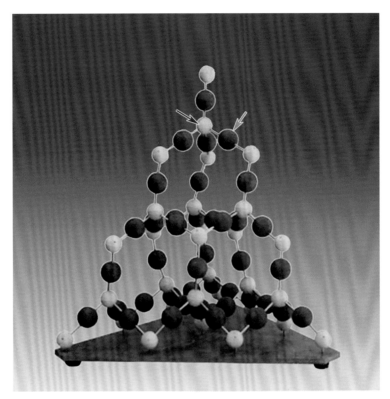

图 2-1　二氧化硅（SiO_2）晶体结构（示 Si- 红 ＼ ; O- 橙 ＼ ）

（谢汝能　苏　敏　邹昌淇）

第三章　尘肺的基本病变

尘肺的基本病变包括：巨噬细胞性肺泡炎、尘性肉芽肿和结节、尘性弥漫性纤维化。

第一节　巨噬细胞性肺泡炎

巨噬细胞性肺泡炎（macrophage pulmonary alveoli）指的是在肺泡腔内充满了大量细胞质内含有尘粒的巨噬细胞（即尘细胞）。实验性矽肺中，可见染尘早期（数小时至 72 小时）肺泡内有大量中性多形核白细胞为主的炎性渗出物。数天后，肺泡巨噬细胞增生并占优势，伴有少量中性粒细胞、脱落上皮细胞、脂类及蛋白成分的肺泡炎（图 3-2）。过程中可见到中性多形核白细胞和巨噬细胞增生的"两个高峰"，以及肺泡巨噬细胞吞噬尘粒，尘细胞坏死崩解的现象。肺泡上皮细胞（Ⅰ型上皮细胞）及肺毛细血管内皮细胞也有不同程度的变性坏死。

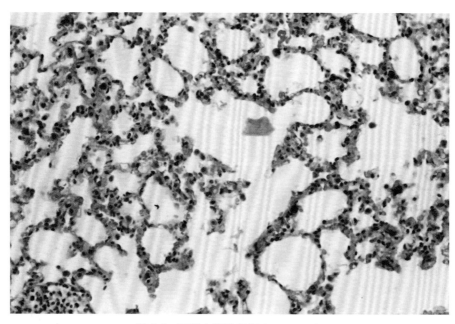

图 3-1　正常大鼠肺组织（H.E.×100）

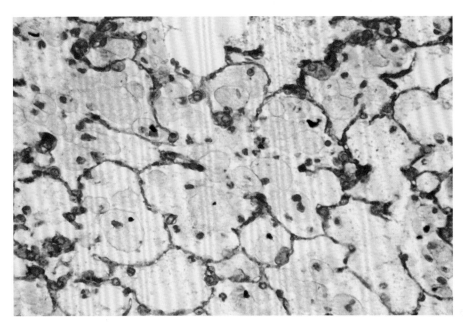

图 3-2 **实验性矽肺**

石英染尘后 48 小时,肺泡腔充满了大量肺泡巨噬细胞(甲苯胺蓝染色×400)

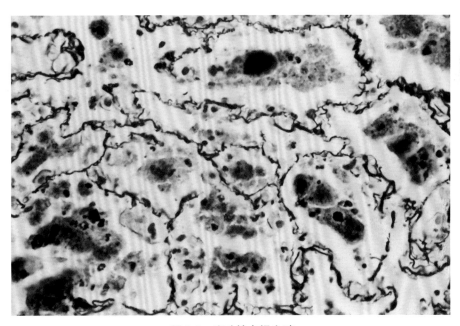

图 3-3 **实验性电焊尘肺**

示巨噬细胞性肺泡炎,肺泡结构完好,泡腔内大量含尘巨噬细胞(嗜银染色×400)

第二节　尘性肉芽肿和结节

概念：

在巨噬细胞性肺泡炎的基础上，粉尘和含尘巨噬细胞（尘细胞）聚集成团，形成尘性肉芽肿（dust granuloma）。随着病理过程的进展，纤维化进一步发展，胶原纤维增生，并超过50%即形成矽结节（silicotic nodules 或 silicosis nodules），结节中胶原纤维常排列成类同心圆状；若结节中胶原纤维占50%以上，同时含有其他粉尘成分称为混合尘结节（mixed dust nodules）。

尘性肉芽肿或结节可分布在肺泡内及呼吸性小支气管旁、小叶间隔、血管及支气管周围、胸膜下及区域性淋巴组织内。

尘性结节的形成过程（见下图）：

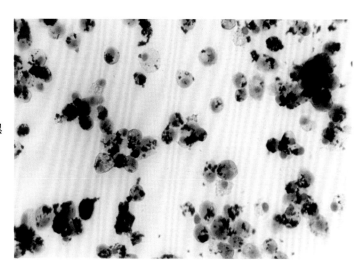

① 体外培养的肺泡巨噬细胞吞噬黑色铁尘粒（吉姆萨染色）

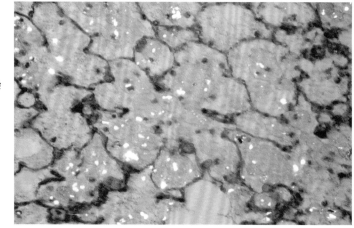

② 巨噬细胞性肺泡炎，显示石英染尘后肺泡巨噬细胞吞噬大量双折光的石英尘粒（甲苯胺蓝染色，偏光显微镜检查）

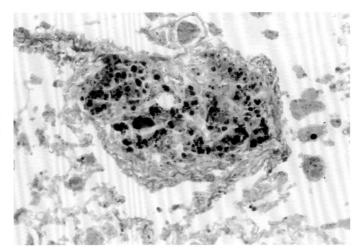

③ 早期尘细胞肉芽肿,示尘细胞肉芽肿周边少许胶原纤维形成(甲苯胺蓝染色)

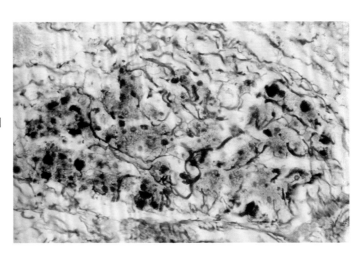

④ 尘细胞灶肉芽肿中出现少量纤细的嗜银纤维(Ⅰ级纤维化,嗜银染色)

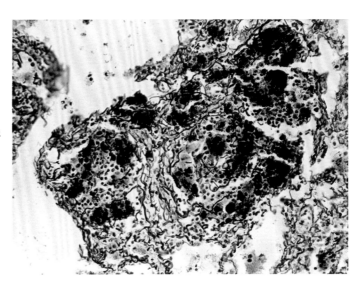

⑤ 尘细胞灶肉芽肿中出现的嗜银纤维量增多(Ⅱ级纤维化,嗜银染色)

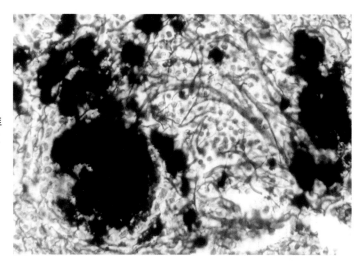

⑥ 尘细胞肉芽肿中出现的嗜银纤维明显增多并可见少量胶原纤维（Ⅲ级纤维化，嗜银染色）

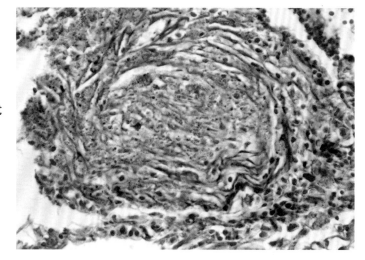

⑦ 尘性肉芽肿几乎由胶原纤维所代替形成结节，仍可见少数细胞成分（Ⅳ级纤维化，甲苯胺蓝染色）

晚期，原胶纤维性矽结节可出现玻璃样变或形成相互融合的尘性病灶。其多变情况同人体矽结节一致。

病理特征：

大体：病灶（结节）呈类圆形或不整形、境界清楚、色灰黑、触摸有坚实感。

镜下：胶原纤维成分占 50% 以上的尘性结节且有同心圆状胶原核心者为矽结节；无核心并有其他粉尘相间杂为混合尘结节；若矽结节或混合尘结节合并结核就成为矽结核结节。

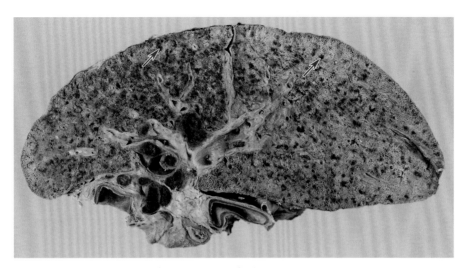

图 3-4　肺切面满布类圆形质实微凸起的尘性结节（红↗）（煤矿工 12 年）

一、矽结节

矽结节直径 2～3mm，多为圆形或椭圆形，典型矽节结中心的胶原纤维常呈同心圆状排列或胶原纤维缠绕构成核心，可见已闭塞机化的小血管，周围有大量尘细胞，纤维细胞及少量淋巴细胞、浆细胞浸润。偏光显微镜检查结节中可见双折光的矽粒。灰烬图用显微镜暗视野检查也可检见石英颗粒。矽结节可以坏死、钙化或相互融合。

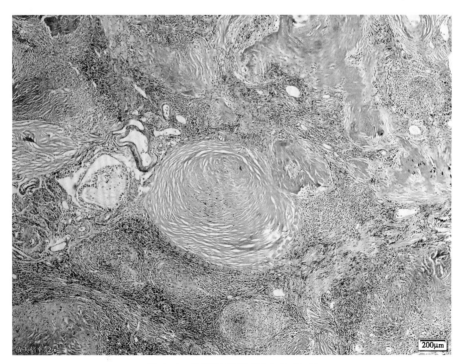

图 3-5　典型矽结节（图中央所示）

结节中央有胶原纤维核心，圆形，境界清楚，胶原纤维呈同心圆状排列；
周围为厚层纤维粉尘层包绕。周边也可见胶原呈旋涡状、指纹状排列等不规则结节

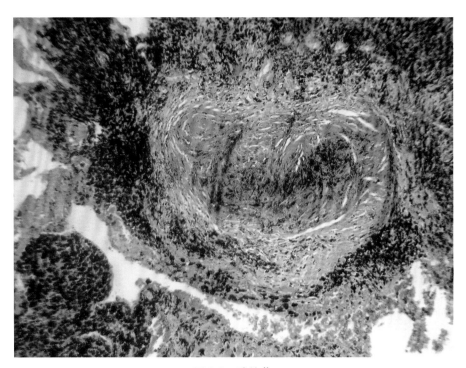

图 3-6 矽结节

核心呈肾形,胶原纤维已部分呈玻变,有少许粉尘沉着,周边有大量纤维组织和黑色粉尘

(钨矿风钻工 H.E.)

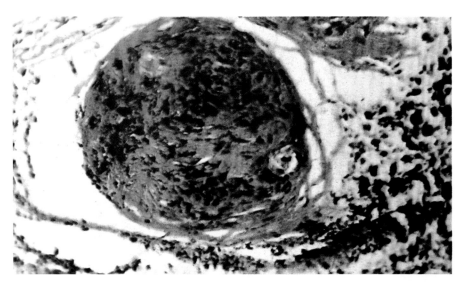

图 3-7 矽结节

结节完全由玻变胶原纤维核心组成,胶原纤维呈毛线团状排列,外周无纤维外壳包绕,

形成裸结节(钨矿爆破工)

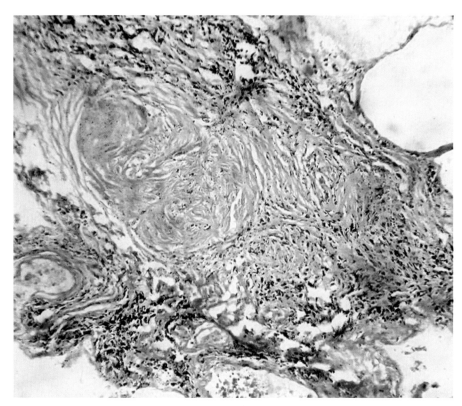

图 3-8　矽结节

核心呈蚕豆形,胶原纤维排列呈指纹状(铅锌矿支柱工　H.E.)

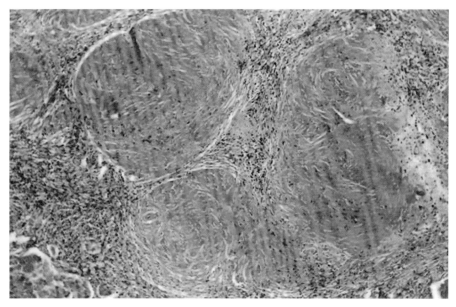

图 3-9　多个矽结节互相融合(H.E.)

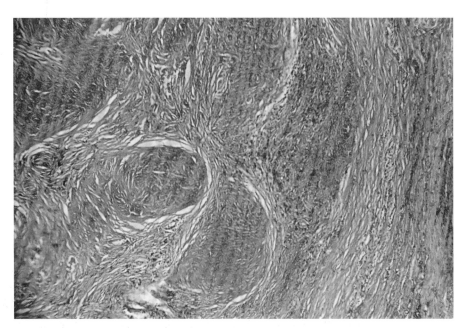

图 3-10　淋巴结广泛纤维化

淋巴结结构破坏，为多数融合的矽结节所代替，包膜纤维性增厚（H.E.）

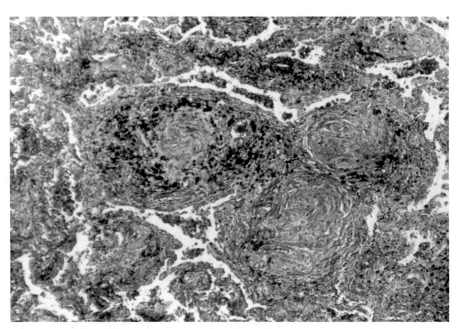

图 3-11　示三个互相融合的矽结节

结节中可见小血管及粉尘沉着（陶瓷厂原料工 12 年　Masson 染色）【源自 GB 8783—88 标准】

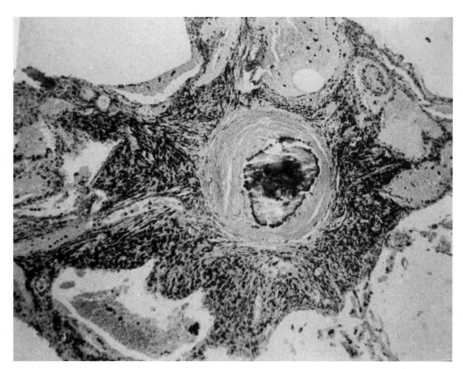

图 3-12　矽结节伴中心钙化

（耐火材料 17 年）【源自 GB 8783—88 标准】

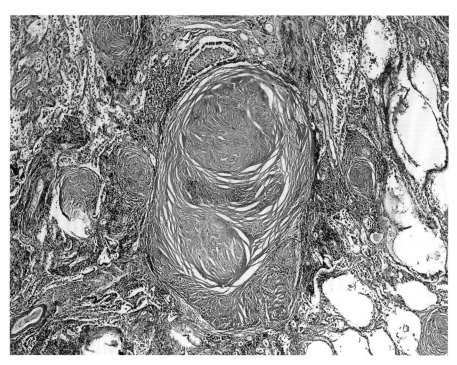

图 3-13　多数矽结节

大量矽结节排列紧密，互相融合（金矿工 3 年，电焊工 2 年　H.E.）

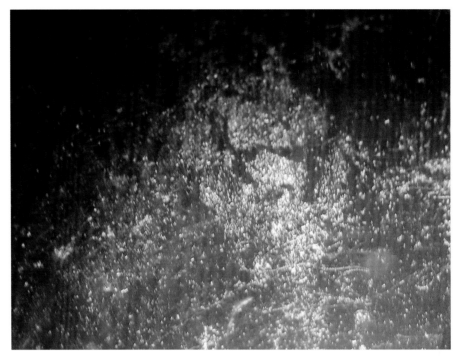

图 3-14　矽结节　切片灰烬图

显示矽结节高温灰化后，在暗视野下可见原矽结节结构轮廓中有大量双折光石英粒子

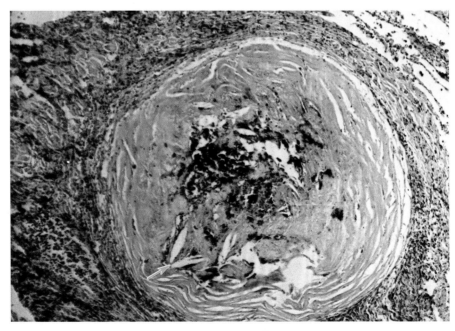

图 3-15　矽结节

排列同心圆状胶原纤维中有粉尘沉着及胆固醇结晶（绿↗）

（耐火材料厂，石粉磨工 7 年　H.E.）【源自 GB 8783—88 标准】

二、混合尘结节

混合尘结节，结节中胶原纤维和粉尘相间杂，胶原纤维含量在 50% 以上，无胶原核心，边缘常呈星芒状或不规则状。

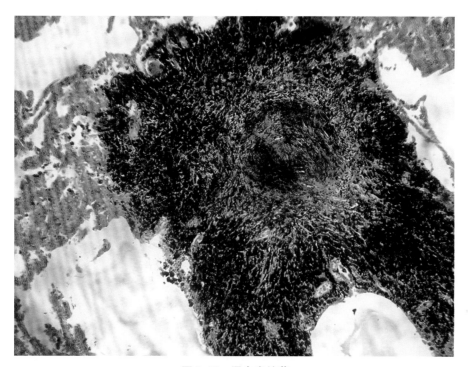

图 3-16　混合尘结节

呈星芒状，边缘不整，由大量粉尘和胶原纤维相间排列组成，中心显有胶原纤维核心雏形，
周边大量粉尘沉着及肺气肿（钨矿支柱工　H.E.）

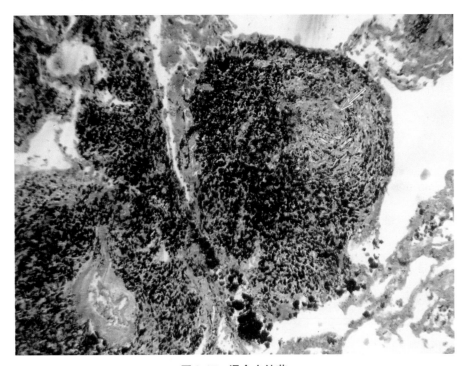

图 3-17　混合尘结节

圆形，胶原纤维与粉尘相间，胶原纤维略显同心圆状排列，未形成核心（绿↗）（钨矿井下杂工　H.E.）

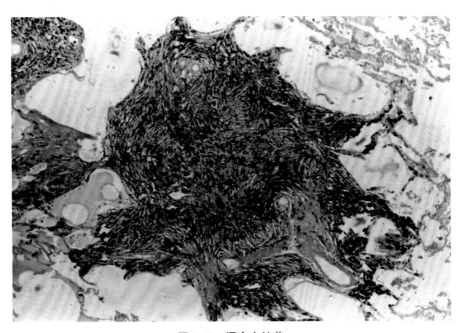

图 3-18　混合尘结节

结节中胶原纤维与粉尘相间杂，胶原纤维在 50% 以上，边缘呈星芒状

（船厂铆工 34 年）【源自 GB 8783—88 标准】

三、矽结核结节

【详见第五章"第一节尘肺的合并症"之"一、矽肺合并结核(二)矽结核结节"】

第三节 尘 斑

概念：

尘斑(maculae)是指肺组织中出现胶原纤维成分不足 50% 的粉尘灶，常伴有灶周肺气肿。

病理特征：

大体：病灶暗黑色、质软、境界不清、多伴有灶周肺气肿。

镜下：病灶中网织纤维、胶原纤维与粉尘相间杂，胶原纤维成分不足 50%。病灶纤维与肺间质相连呈星芒状，常伴灶周肺气肿。

肉眼所见：

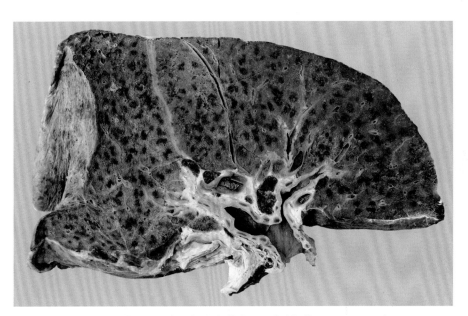

图 3-19 肺切面密布粟粒大小的尘斑，质地松软(铜矿工 13.5 年)

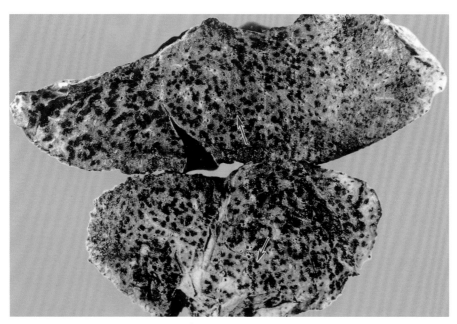

图 3-20　煤肺壹期　尘斑型
肺大切面,有多数黑色斑点状尘斑(红↗)(采煤工 13 年)【源自 GB 8783—88 标准】

镜下所见:(有两种形态表现)

一、有明显灶周肺气肿

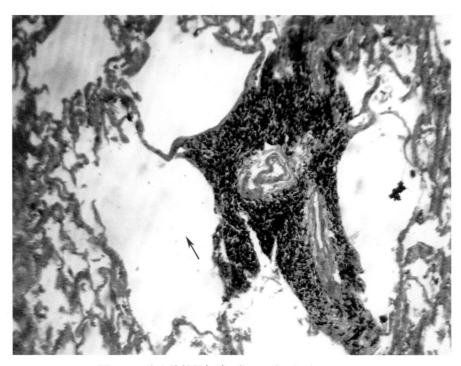

图 3-21　尘斑伴灶周气肿(蓝↗)(煤矿掘进工　H.E.)

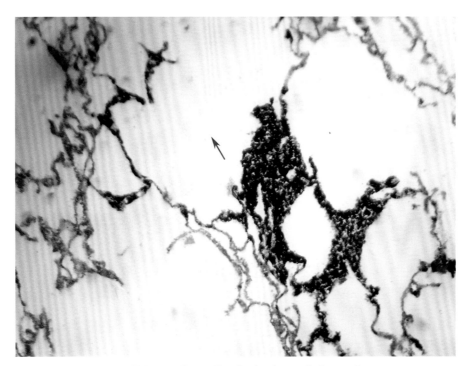

图 3-22 蜘蛛状尘斑伴明显灶周气肿（蓝↗）（采煤工 15 年 H.E.）

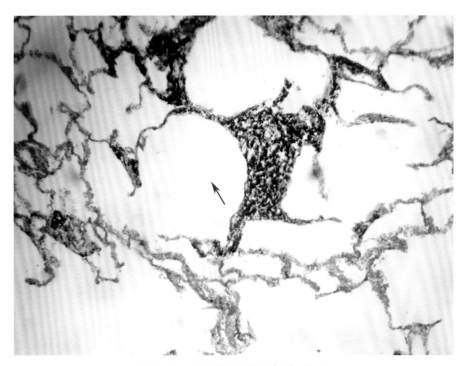

图 3-23 尘斑伴明显灶周气肿（蓝↗）

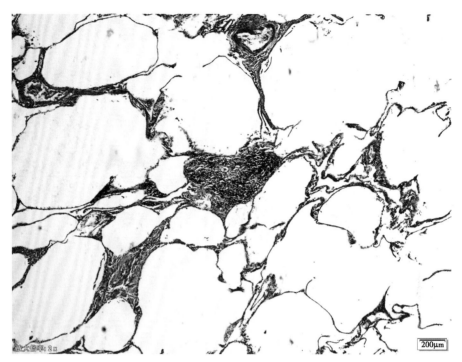

图 3-24　尘斑伴明显灶周气肿(金矿工 2 年，电焊工 3 年　H.E.)

二、轻微或无灶周肺气肿

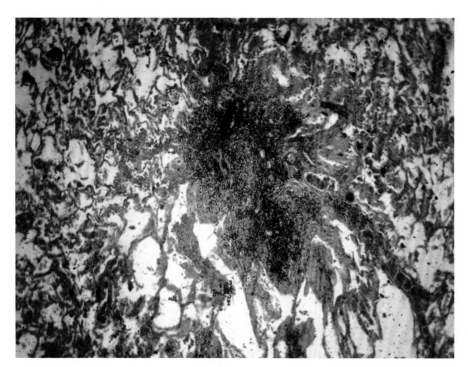

图 3-25　尘斑

灶周无明显气肿(H.E.)

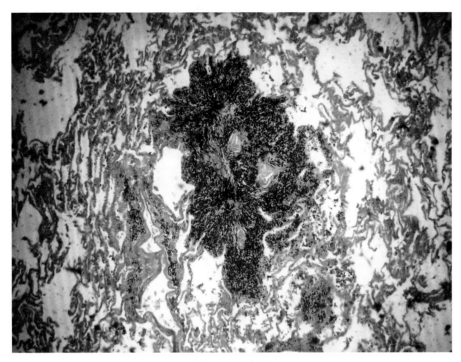

图 3-26　尘斑

有部分肺萎陷，灶周无明显气肿（H.E.）

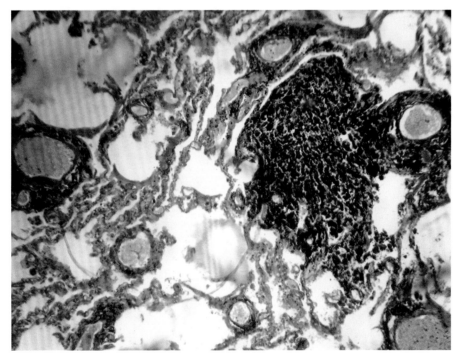

图 3-27　尘斑

灶周无明显气肿（H.E.）

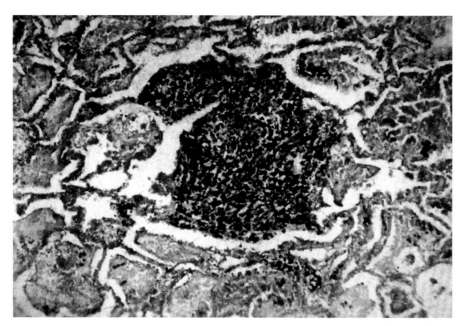

图 3-28　尘斑
灶周无明显气肿（H.E.）

第四节　尘性弥漫性纤维化

概念：

尘性弥漫性纤维化（dust diffuse fibrosis）是指在肺间质，即呼吸性细支气管壁、肺泡壁、小叶间隔，小支气管和小血管周围、胸膜下区因粉尘沉积所致的弥漫性胶原纤维增生。可见局限性蜂房样变。

病理特征：

大体：表现为尘性弥漫性胶原纤维增生，伴有其他尘性病变。增生的胶原纤维破坏了肺组织结构，为广泛粗大胶原纤维所代替，可见残留的末端细支气管上皮增生形成蜂房肺。

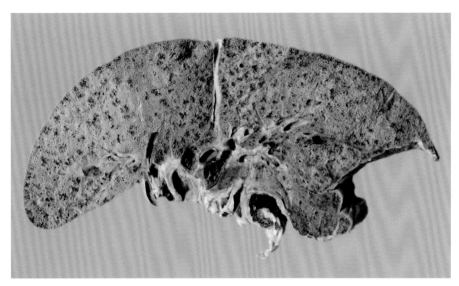

图 3-29　石棉肺
示尘性弥漫性纤维化

镜下：病变开始时，仅有少量的胶原纤维增生，病变局限在小叶内。晚期，整个肺组织广泛破坏，出现大片粗大胶原纤维增生及慢性炎症反应，常见蜂房肺，其残留的细支气管被覆立方状上皮。

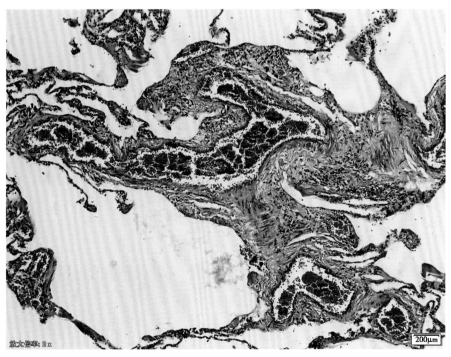

图 3-30　尘性弥漫性纤维化
小叶间隔小血管周围粉尘沉积胶原纤维增生（金矿工 2 年，电焊工 3 年　H.E.）

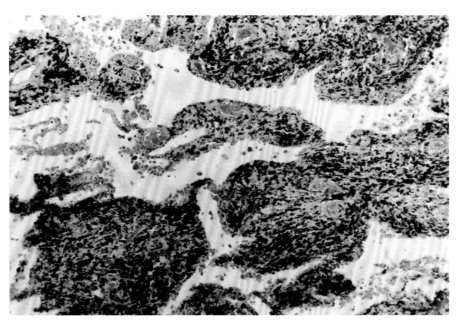

图 3-31　煤矽肺

示呼吸支气管壁尘斑及间质纤维化（背采煤34年　H.E.）

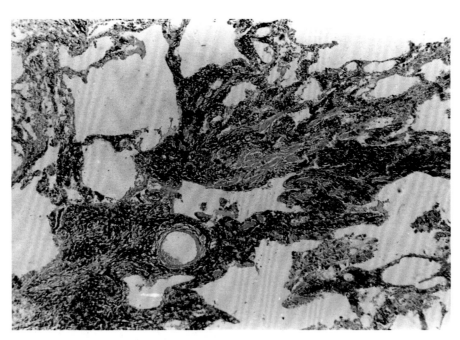

图 3-32　尘性弥漫性间质纤维化

可见肺泡壁、小支气管及小血管周围粉尘沉着及纤维化（煤矿混合工31年）【源自GB 8783—88标准】

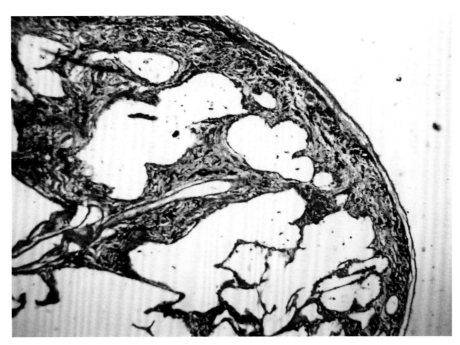

图 3-33　胸膜下及小叶间隔尘细胞沉积纤维组织增生

（煤矿采掘工种 29 年）

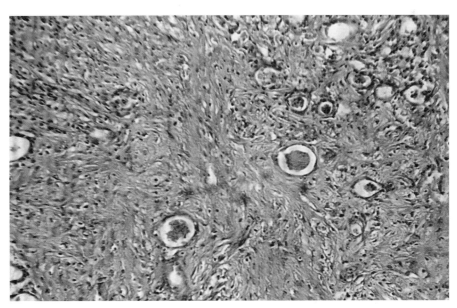

图 3-34　尘性弥漫性肺纤维化（3 度）

其中可见残留的肺泡上皮呈立方状（H.E.）

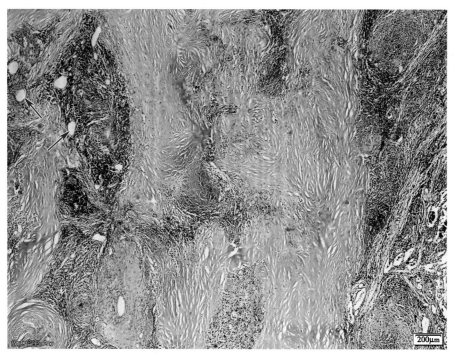

图 3-35　尘性弥漫性肺纤维化（3 度）伴粉尘沉积

其中可见残留的肺泡上皮呈立方状（金矿工 2 年，电焊工 3 年　H.E.）（蓝↗）

（谢汝能　邹昌淇　苏　敏）

第四章 尘肺的病理诊断分期

第一节 尘肺壹期

【诊断标准】

符合下列条件之一，可诊断为尘肺壹期：

a. 全肺各切面（大体和镜检）尘肺结节总数大于等于20个，小于50个；

b. 全肺尘性弥漫性肺纤维化达到1级（1度）及以上；

c. 全肺尘斑-气肿面积大于30%，小于75%；

d. 按结节、尘斑、弥漫性肺纤维化综合评分法计算20~49分。

一、尘肺壹期 结节型

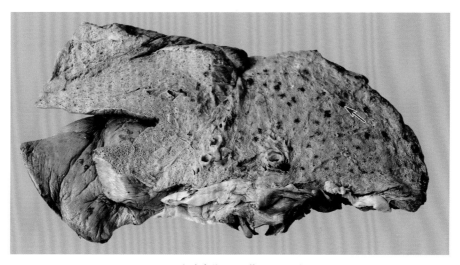

图4-1 矽肺壹期 结节型 左肺切面

可见散在、孤立的矽肺结节（红↗）（钨矿工16年）

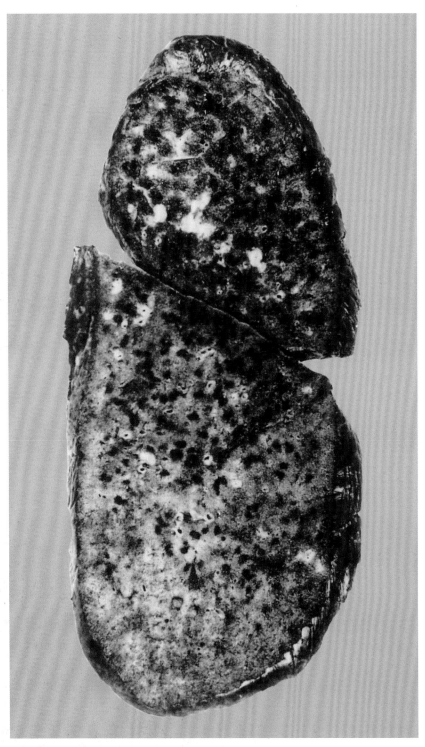

图 4-2　矽肺壹期　结节型　左肺切面

示左肺上叶多数煤矽结节，下叶以尘斑为主（采煤工 23 年）【源自 GB 8783—88 标准】

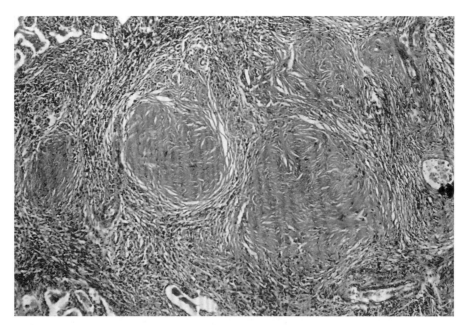

图 4-3　矽肺　结节型

示融合的矽结节,胶原纤维呈类同心圆状排列,肺组织结构破坏,间质纤维化慢性炎细胞浸润。

左上、下可见残留肺泡(H.E.)

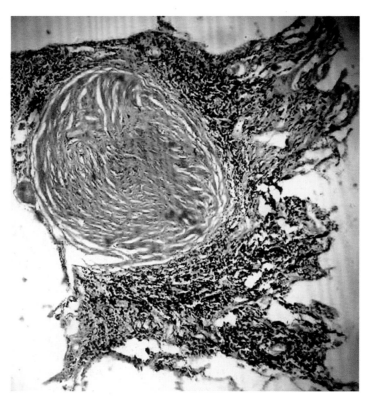

图 4-4　典型矽结节

示矽结节玻璃样变的胶原纤维呈同心圆状排列,周边有厚层纤维和大量粉尘包绕

(钨矿工井下 10 年　H.E.)

二、尘肺壹期　尘斑气肿型

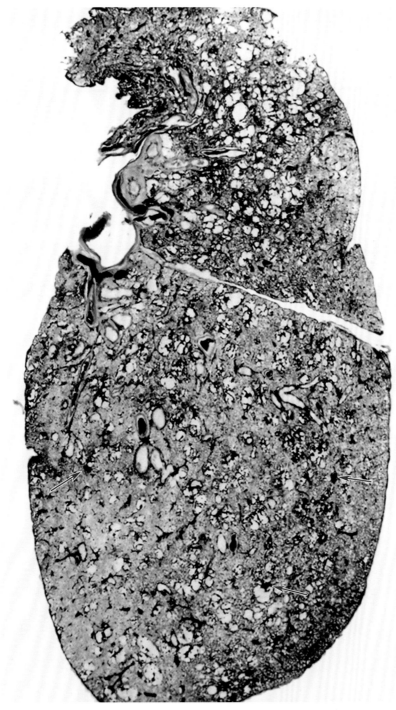

图 4-5　煤肺壹期　尘斑型　肺大切片

全肺分布煤斑(红↗)及小叶中心性肺气肿(采煤工 33 年)【源自 GB 8783—88 标准】

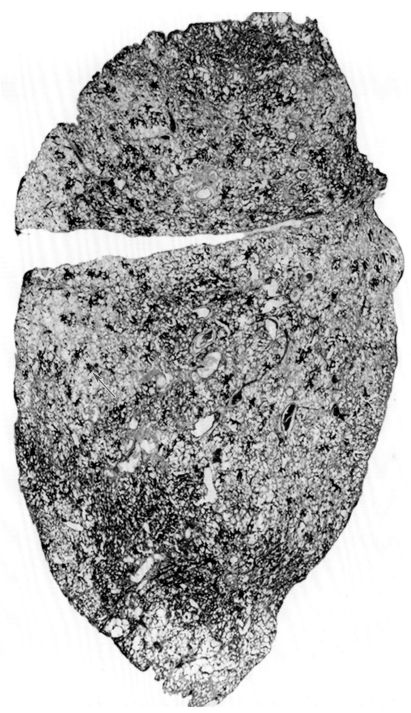

图 4-6　电焊工尘肺壹期　尘斑型　肺大切片

全肺可见多数尘斑气肿（红↗）（船厂电焊、铆工 34 年）【源自 GB 8783—88 标准】

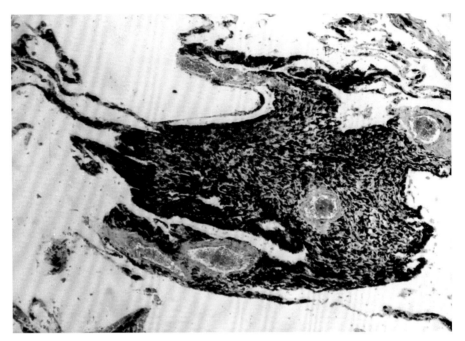

图4-7　尘斑为大量粉尘组成

可见小血管，未见明显胶原纤维，伴明显灶周肺气肿（采煤工33年　H.E.）

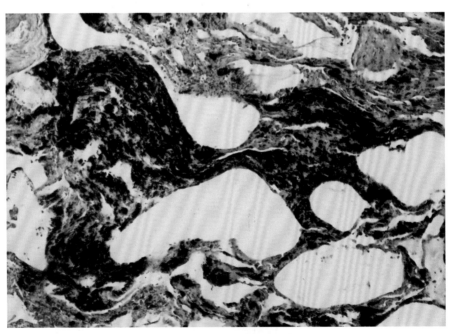

图4-8　示两个尘斑相互连接及灶周肺气肿

（船厂铆工34年　H.E.）

三、尘肺壹期　弥纤型

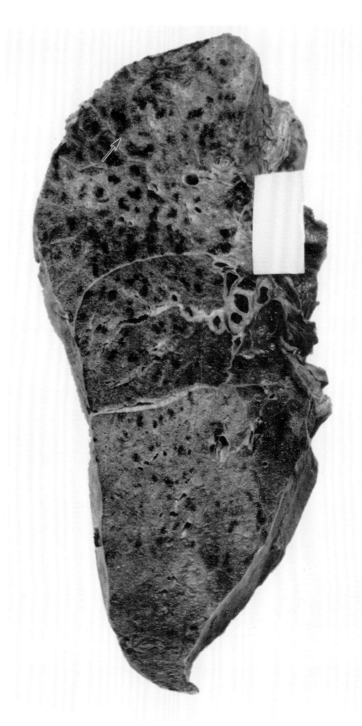

图 4-9　石棉肺壹期　弥纤型　右肺大体切面

示右肺上中叶肺纤维化呈网架状（红↗）（石棉制品磨工 25 年）【源自 GB 8783—88 标准】

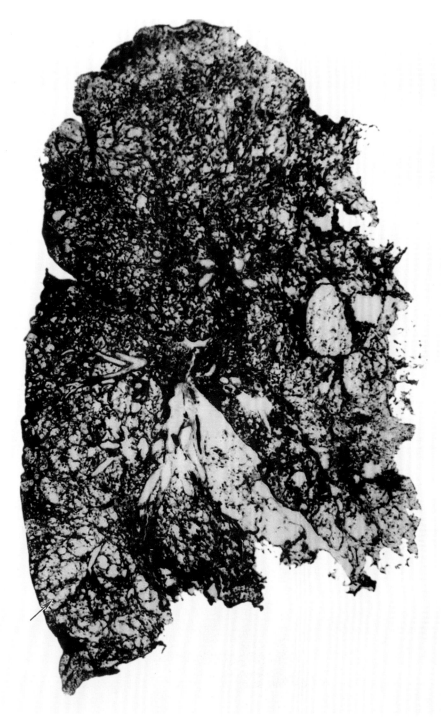

图 4-10　尘肺壹期　弥纤型　肺大切片
示全肺呈细网状纤维化，左下为全小叶肺气肿（红↗）（铁矿选矿工 20 年）【源自 GB 8783—88 标准】

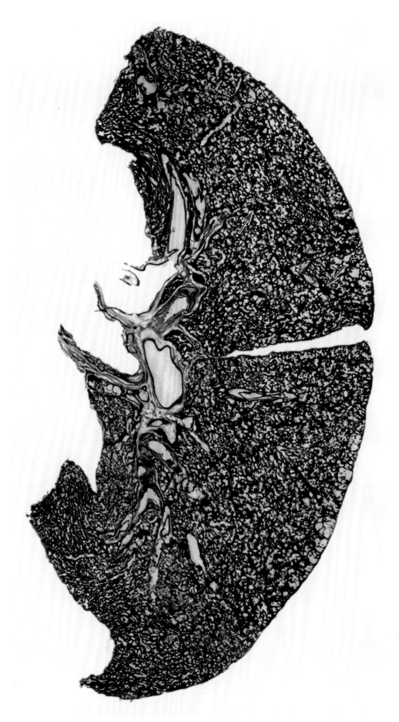

图 4-11 矽肺壹期 弥纤型 肺大切片

示全肺间质呈细网状尘性纤维化，可见矽结节（红↗）（铁矿选矿工 20 年）

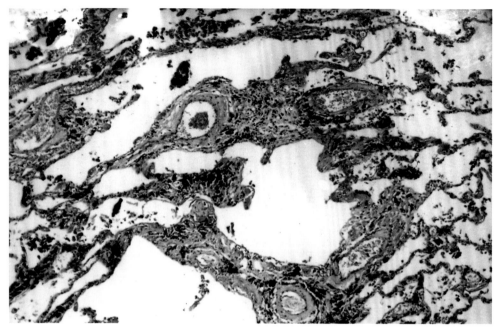

图 4-12　石棉肺　弥纤型（1 度）

示小叶中心呼吸性支气管及小血管周纤维化，纤维化局限于肺小叶内

（石棉制绳工 18 年）【源自 GB 8783—88 标准】

第二节　尘　肺　贰　期

【诊断标准】

符合下列条件之一，可诊断为尘肺贰期：

a. 全肺各切面（大体和镜检）尘肺结节总数在 50 个及以上；

b. 全肺尘性弥漫性肺纤维化达到 2 级（2 度）及以上；

c. 全肺尘斑 - 气肿面积占 75% 及以上；

d. 按结节、尘斑、弥漫性肺纤维化综合评分法计算 50 分及以上。

一、尘肺贰期　结节型

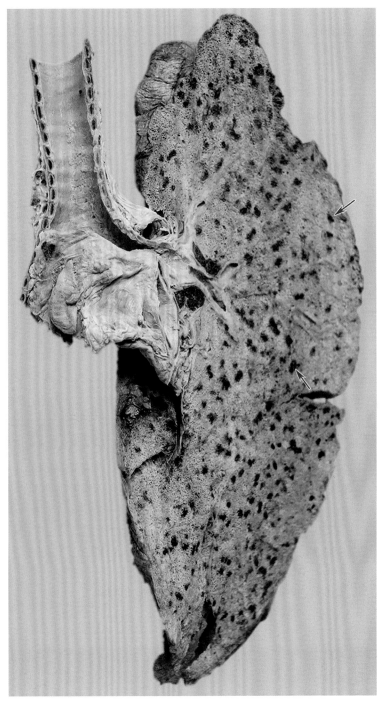

图 4-13　矽肺贰期　结节型　左肺大体切面
可见散在、孤立的矽结节（红↗），全肺超过 50 个（钨矿工 22 年）

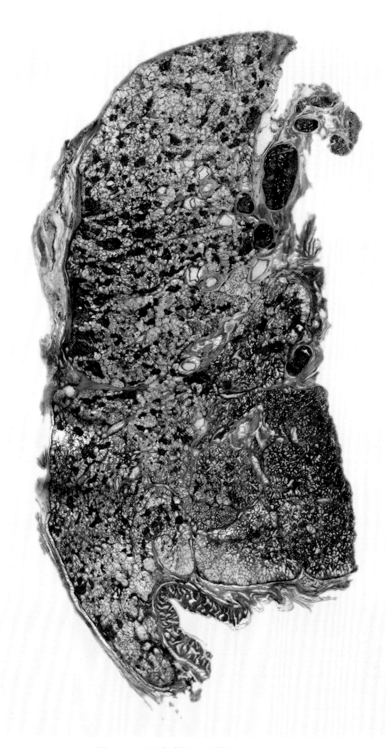

图 4-14　矽肺贰期　结节型　肺大切片

示肺内布有多数大小不一黑色矽结节，淋巴结肿大、质硬（石粉厂研磨工）

【源自 GB 8783—88 标准】

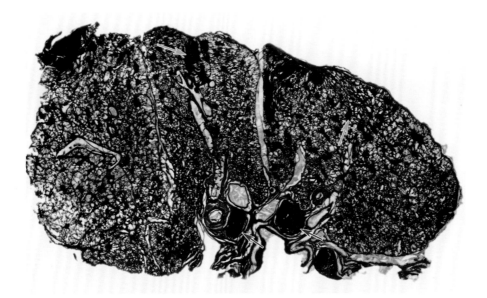

图 4-15 矽肺贰期 结节型 肺大切片

示肺内多数矽结节（绿↗），间质纤维增生，肺门淋巴结肿大，质硬（红↗）

（煤矿掘进工 8 年）【源自 GB 8783—88 标准】

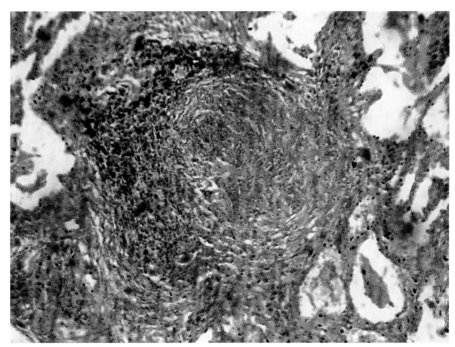

图 4-16 钨矿工矽结节

示结节玻璃样变，胶原纤维排列较疏松及粉尘沉着，周围肺泡轻度渗出（钨矿井下工 12 年）

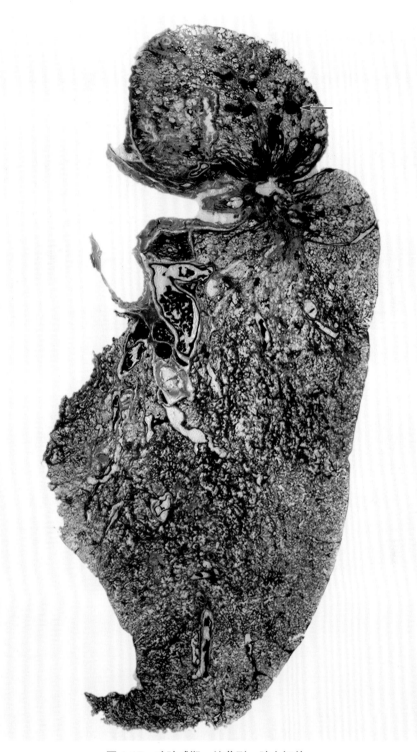

图 4-17　矽肺贰期　结节型　肺大切片

示散在矽结节主要在上叶（红↗），下叶呈细网状纤维化，淋巴结肿大（耐火材料工 20 年）

二、尘肺贰期 尘斑气肿型

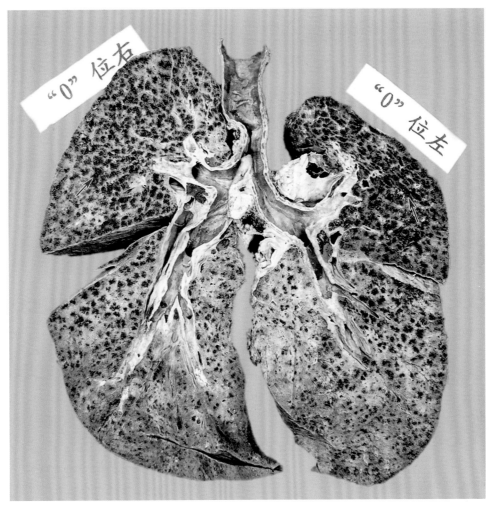

图 4-18 煤工尘肺贰期 肺大体标本 0 位切面
两肺密布黑色尘斑及个别煤矽结节（红↗）（采煤工 21 年 7 个月）

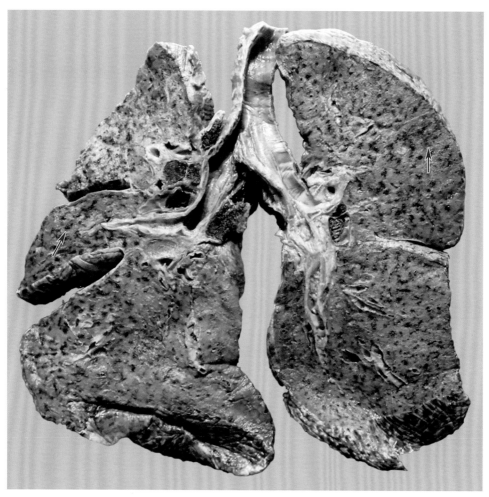

图 4-19　电焊工尘肺贰期　尘斑型　全肺大体 0 位切面

示多数黑色点状尘斑（红↗）（船厂电焊工 29 年）

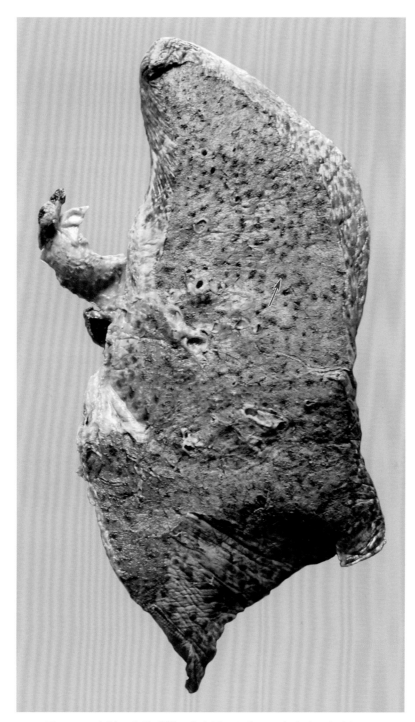

图4-20 电焊工尘肺贰期 尘斑型（同图4-19左肺前一大体切面）
示多数黑色点状尘斑（红↗）（船厂电焊工29年）

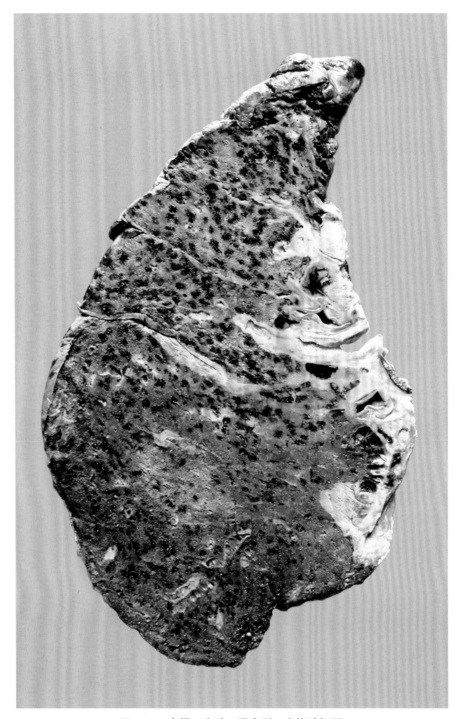

图 4-21 电焊工尘肺 混合型 大体肺切面
可见多数尘斑和结节交织分布(船厂船体铆工 33 年)

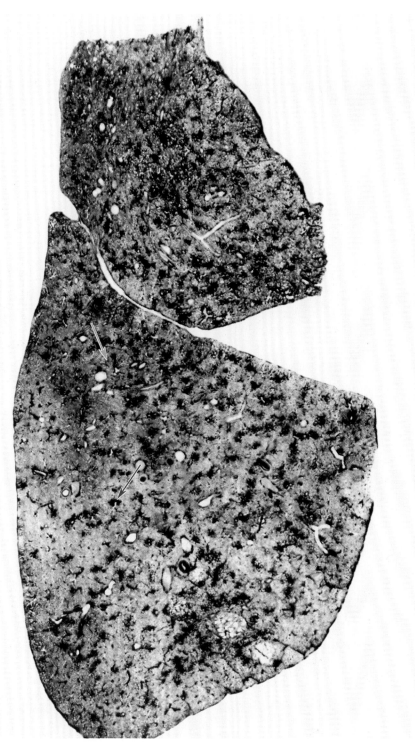

图 4-22　电焊工尘肺贰期　尘斑型（同图 4-20 肺大切片）
全肺可见多数尘斑气肿（红↗），但更多尘斑无灶周气肿（绿↗）（船厂电焊工 29 年）【源自 GB 8783—88 标准】

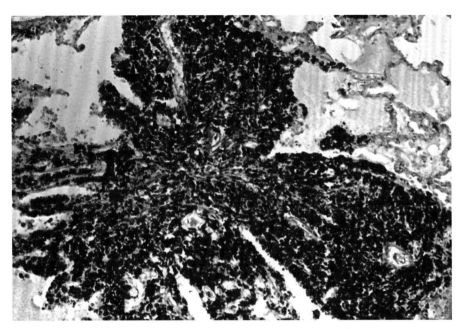

图 4-23　电焊工尘肺贰期　尘斑型（同图 4-22 镜下图）

示尘斑为大量粉尘沉着，未见明显的胶原纤维增生（船厂电焊工 29 年　H.E.）

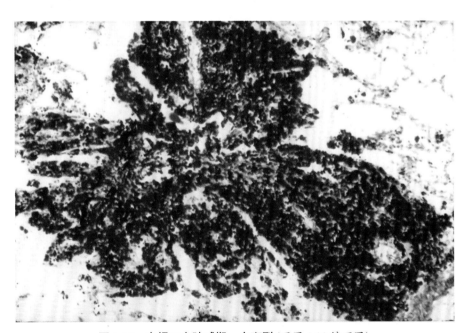

图 4-24　电焊工尘肺贰期　尘斑型（同图 4-23 镜下图）

示沉着粉尘为深蓝色的铁尘（船厂电焊工 29 年　普鲁士蓝染色　×100）

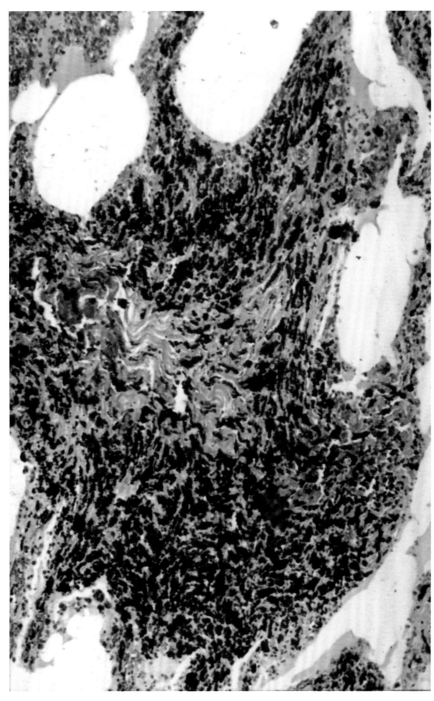

图 4-25　电焊工尘肺贰期，混合型（同图 4-21 镜下图）
示尘斑中有大量粉尘沉着，可见胶原纤维增生（船体车间铆工 33 年　H.E.）

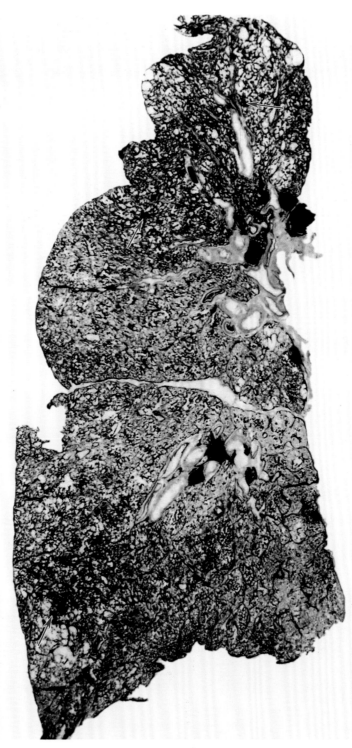

图 4-26　煤肺贰期　尘斑型　肺大切片

示肺之上下叶,布有多数煤斑(红↗)(采煤工 40 年)【源自 GB 8783—88 标准】

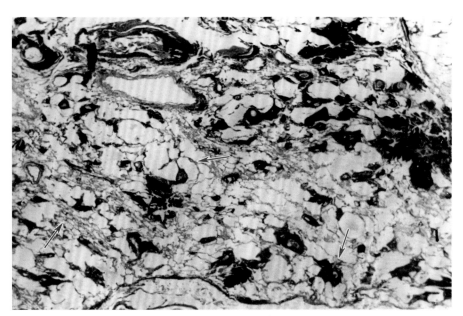

图 4-27 煤肺贰期 尘斑型（同图 4-26 镜下图）

示尘斑及灶周气肿呈类蜘蛛状（红↗）（采煤工 40 年）【源自 GB 8783—88 标准】

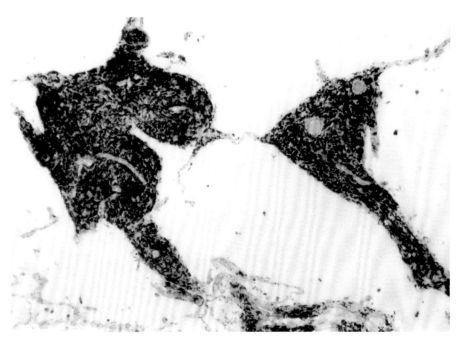

图 4-28 煤肺贰期 尘斑型（同图 4-26 镜下图）

示呼吸性细支气管壁尘斑及灶周肺气肿（采煤工 40 年 H.E.）【源自 GB 8783—88 标准】

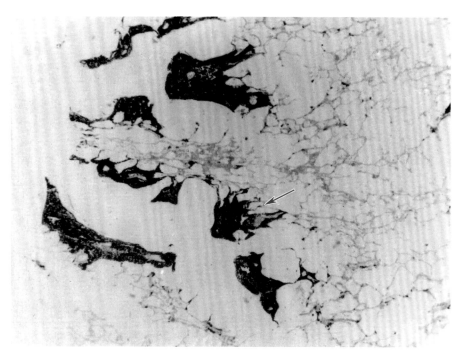

图4-29　煤肺　尘斑型

示呼吸性细支气管壁尘斑呈蜘蛛状，小叶中心型肺气肿（红↗），未见胶原纤维

（采煤工23年　×400）

三、尘肺贰期　弥纤型

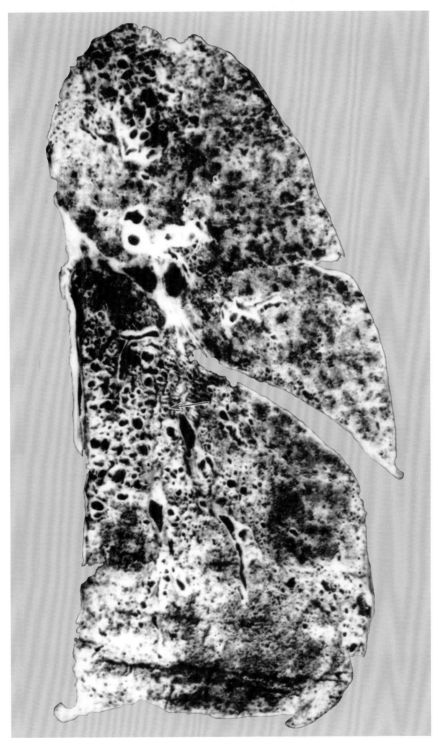

图 4-30　**石棉肺　弥纤型（2 级），右肺大体切面**
肺间质广泛纤维化，可见蜂窝肺（红↗）（石棉制品厂分类工 12 年）【源自 GB 8783—88 标准】

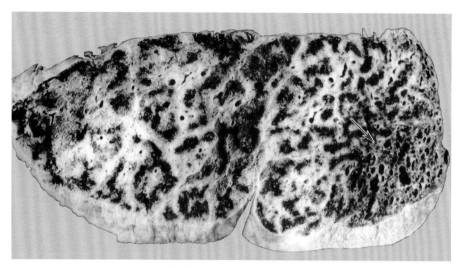

图 4-31　**石棉肺贰期**（右肺切面）　**弥纤型**（2 级）

示肺间质广泛纤维化呈网架状，胸膜普遍增厚，可见蜂窝肺（红↗）

（石棉制品工 22 年）【源自 GB 8783—88 标准】

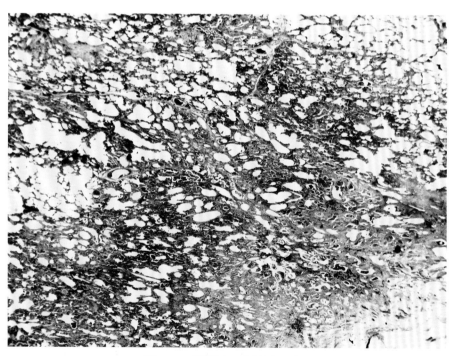

图 4-32　**石棉肺**　**弥纤型**（2 度）

示肺内纤维化突破小叶，互相融合（石棉选矿工 22 年）【源自 GB 8783—88 标准】

第三节 尘肺叁期

【诊断标准】

符合下列条件之一,可诊断为尘肺叁期:

a. 肺内出现2cm×2cm×2cm尘性块状纤维化;

b. 尘性弥漫性肺纤维化达到3级(3度)及以上。

一、尘肺叁期 结节型

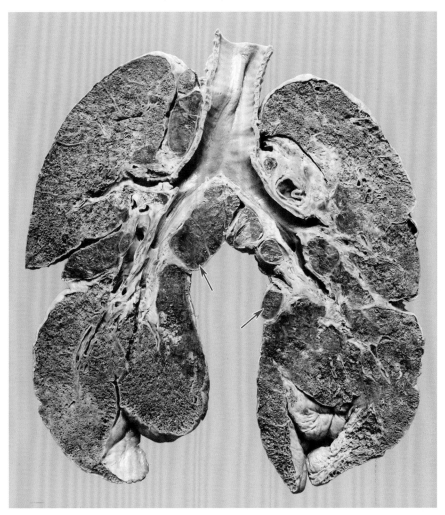

图 4-33 矽肺叁期 结节型 全肺0位矢状切面

示肺内多个融合团块,气管及支气管旁淋巴结明显肿大变硬(红↗)(煤矿纯掘进工6年)

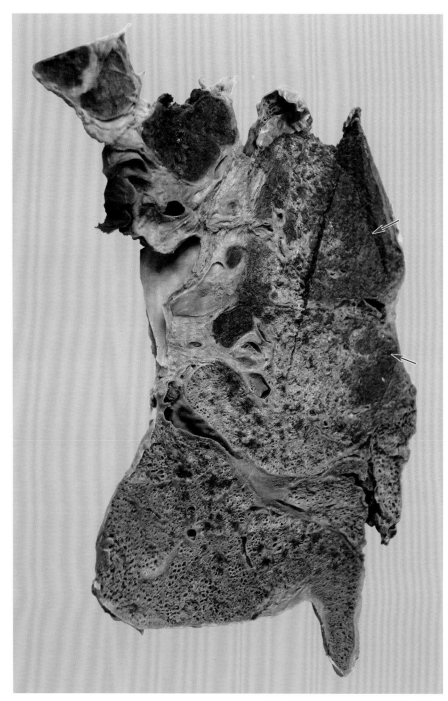

图 4-34　矽肺叁期　肺大体切面

箭头所指两处融合块（红↗），大小都在 2cm×2cm×2cm 以上，其中任何一块，均可诊断为矽肺叁期

（钨矿风钻工 3 年 8 个月）

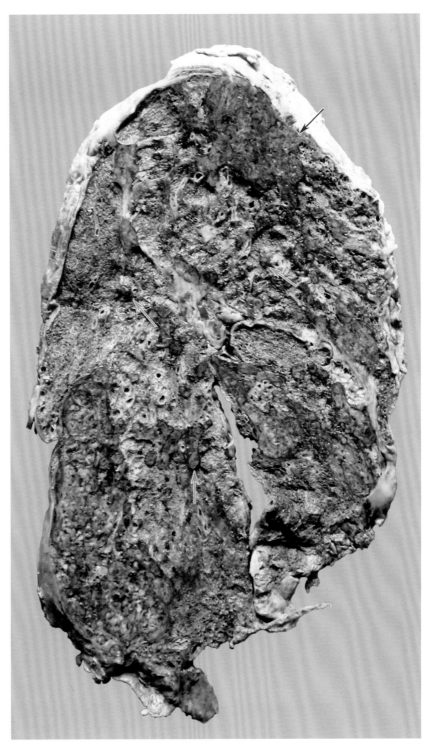

图4-35　矽肺叁期　结节型　肺大体切面

示全肺布有多个融合团块，呈尘性块状纤维化（红↗）及融合的矽结节（绿↗），数个大结节开始融合（橙↗）

（耐火材料厂采石、粉碎工，接尘工龄7年）

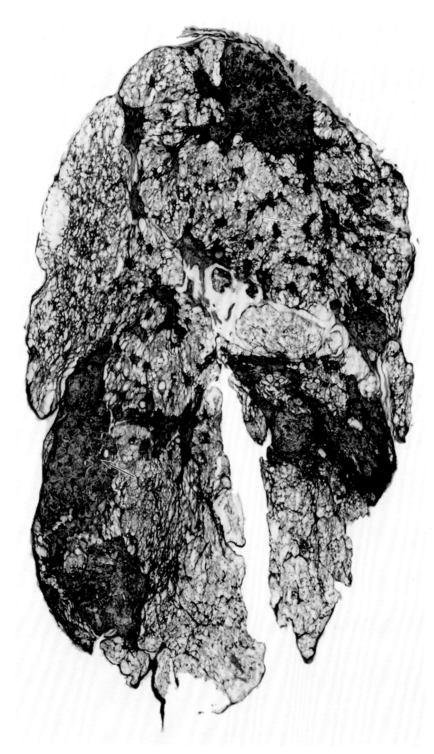

图 4-36 叁期矽肺 结节型 肺大切片（同图 4-35）
示肺组织中多数矽肺融合团块（蓝↗）及散在的矽肺结节（绿↗）
（耐火材料厂研磨工 7 年）【源自 GB 8783—88 标准】

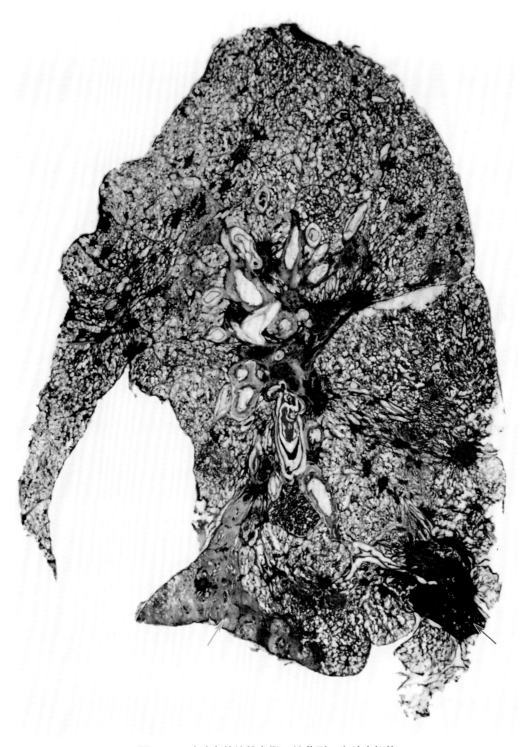

图 4-37　矽肺合并结核叁期　结节型　左肺大切片

左下外基底尘性块状纤维化（红↗），内基底干酪性肺炎（绿↗），及散在矽结节

（铁矿凿岩工 22 年）【源自 GB 8783—88 标准】

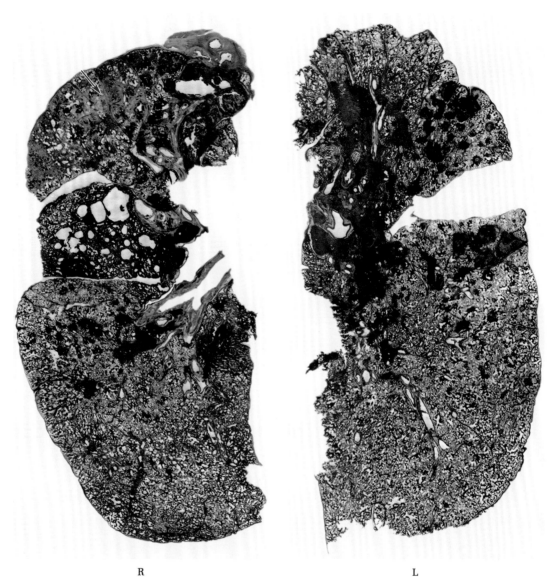

R　　　　　　　　　　　　　　L

图 4-38　煤矽肺叁期　左右肺大切片

示肺内不同大小煤矽结节及硬化之淋巴结,右上叶部分干酪性肺炎(红↗)

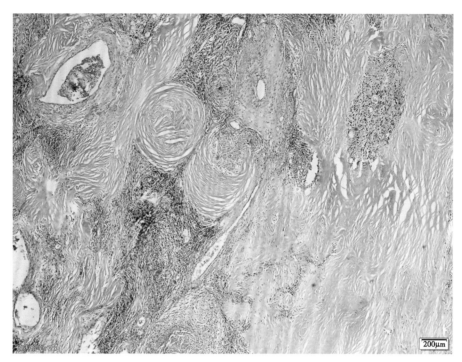

图 4-39　矽肺叁期　团块病变（镜下图）
肺结构破坏，尘性块状纤维化为多数融合之矽结节，有粉尘沉着及慢性炎细胞浸润
（金矿工 3 年，电焊工 2 年　H.E.）

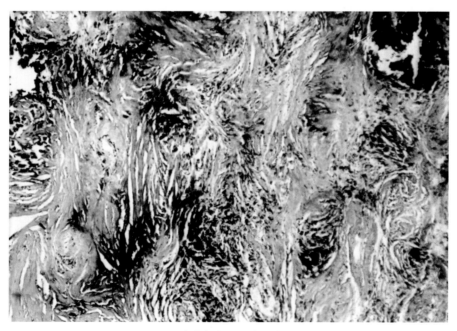

图 4-40　矽肺叁期　团块病变（镜下图）
示肺尘性块状纤维化病变由增生粗大的胶原纤维及粉尘构成，肺结构消失；
右上为无气肺泡填满粉尘（绿↗）（钨矿井下运矿工 3.5 年　H.E.）【源自 GB 8783—88 标准】

二、尘肺叁期 弥纤型

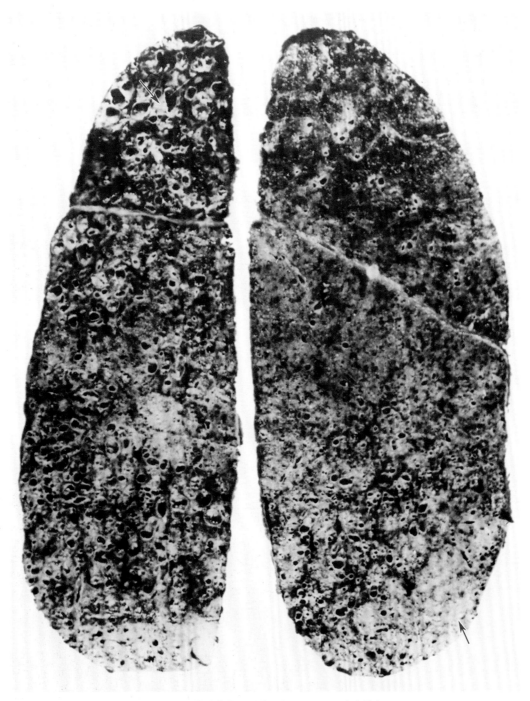

图4-41 石棉肺叁期 弥纤型（3级） 两肺大体切面

示两肺呈弥漫纤维化,右肺大部及左肺下叶蜂房变(红↗)

（石棉厂手选工14年）【源自GB 8783—88标准】

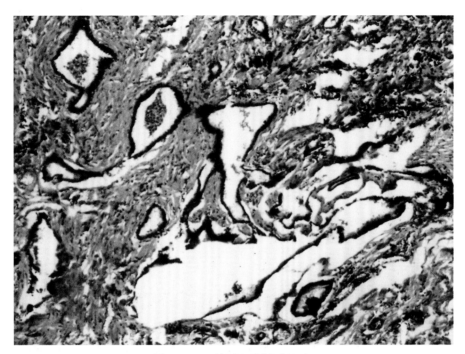

图 4-42　石棉肺　弥纤型（3 度）

示肺组织结构破坏，为纤维组织所代替，小支气管裹埋其中

（石棉选矿工 18 年）【源自 GB 8783—88 标准】

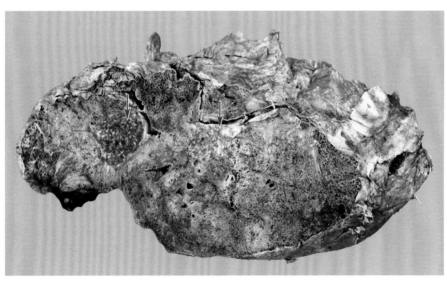

图 4-43　矽肺叁期　块状纤维化　肺大体切面

可见埋在肺叶内的矽肺团块（红↗）（金矿工 3 年，电焊工 2 年）

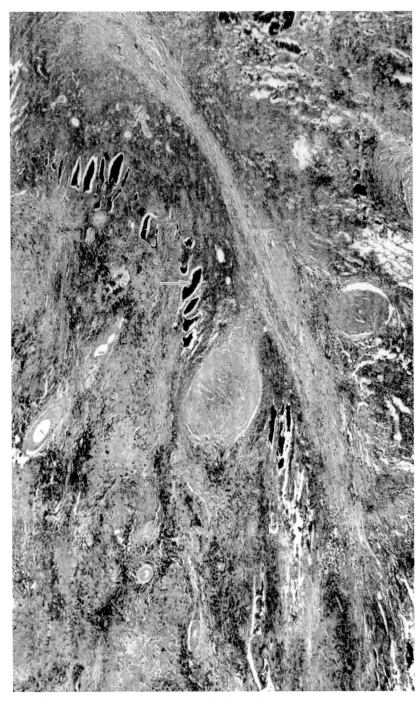

图 4-44　尘性块状纤维化

示纤维团块中肺组织结构消失,增生的纤维组织中可见粉尘沉着及填充粉尘的无气肺泡(绿↗)

(手捶采煤 18 年　H.E.)【源自 GB 8783—88 标准】

(邹昌淇　谢汝能　苏　敏　关砚生)

第五章　尘肺的合并症与鉴别诊断

第一节　尘肺的合并症

　　尘肺病人由于长期接触生产性粉尘，使呼吸系统的清除和防御机制受到严重损害，加之尘肺病慢性进行性的长期病程，病人的抵抗力明显减低，故尘肺病人常常发生各种不同的合并症。尘肺合并症对尘肺病人的诊断和鉴别诊断、治疗、病程进展及预后都产生重要的影响，也是病人常见的直接死因。

　　我国尘肺流行病学调查资料显示，尘肺病人死因构成比呼吸系统合并症占首位，为51.8%，其中主要是肺结核和气胸；心血管疾病占第二位，为19.9%，其中主要是慢性肺源性心脏病。另外，其他较为常见的尘肺合并症还有急性气管炎、慢性支气管炎、肺炎、肺脓肿、支气管扩张症、呼吸衰竭等。

　　本章节就尘肺合并结核、由尘肺引起的胸膜病变等做重点展示。

一、矽肺合并结核

　　结核是矽肺最常见的合并症，也是造成矽肺病人死亡的重要合并症之一，合并率在10%～80%。矽肺分期越高结核合并率也越高。

　　矽肺与结核两者具有协同作用。矽肺一旦合并结核后，病情迅速发展，加速病人的死亡。矽肺合并结核后使病变复杂化，不但影响矽肺的X线诊断，而且对矽肺的病理诊断也造成困难。

　　1649年Isbrard Van Dismerbrokck解剖一例哮喘死亡的石工，发现支气管有粉尘阻塞，这可能是矽肺史上解剖的最早一例。1956年，我国刘昌茂首次报告了4例矽肺尸检资料。随后全国各地相继开展了尘肺病理尸检工作。20世纪60年代末为66例，20世纪70年代末为274例。至1983年增加到697例，为制定我国尘肺病理诊断标准提供了依据，也为X光的临床诊断作出了一定贡献。

　　1931年Husten根据病理形态学将矽肺结核分为结合型和分离型，沿用至今。所谓分离型是指矽肺病变与结核病变并存，并保持着各自的病变特征，结核和矽肺病变在外观上能明显区分。结合型是矽肺病变和结核病变结合紧密，互相渗杂，融为一体而失去各自病变的特征，在外观上难于区分，须借助镜检才能确定其中的病变性质。

　　矽肺结核的病理表现有以下几种：

（一）矽肺结核灶

　　矽肺结核灶（silicotic pulmonary tuberculosis lesion），肉眼所见为灶状坏死，坏死灶境界不清，边缘不整，灰黄色，质松脆易剥落。坏死灶小者如粟粒，大者可达一个肺小叶或更大，镜下为粉染细颗粒状干酪坏死物，仍可检见残存的矽结节，有时矽结节的纤维成分已不复存在，只留下呈结节状的黑色粉尘沉着。

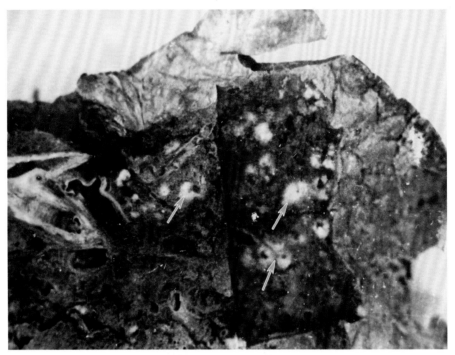

图 5-1　肺大体切面

可见散在多数矽肺结核灶（橙↗）病灶呈白色，灶中的黑点为矽结节

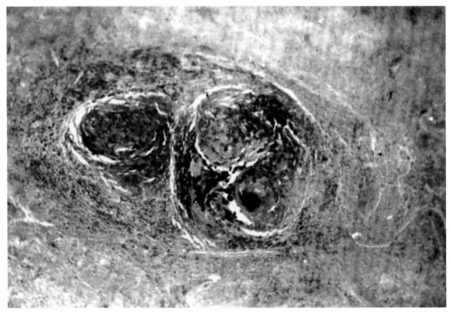

图 5-2　示几个残存的矽结节被淹没在大片结核干酪坏死中（H.E.）

（二）矽结核结节

矽结核结节（silicotic tuberculosis nodules）较单纯尘肺结节或单纯结核结节更为复杂，是尘性和结核性两种组织反应的结果。结节眼观类圆形，体积较大，直径多在3～5mm或以上，灰黑色，周围有灰黄或灰白色包膜，其内可见灰黄或灰白色点状或曲折状干酪坏死物，质脆容易剥落。

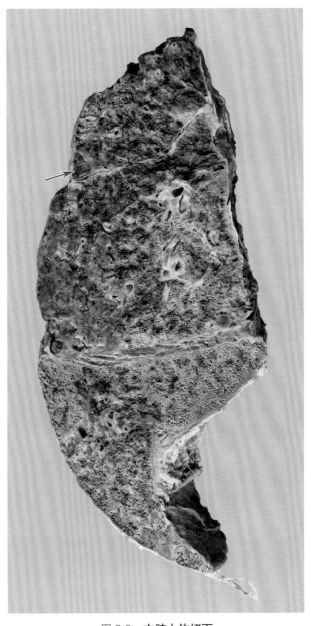

图 5-3　右肺大体切面

全肺满布多数矽结节和矽肺结核结节（红↗）（钨矿风钻工）

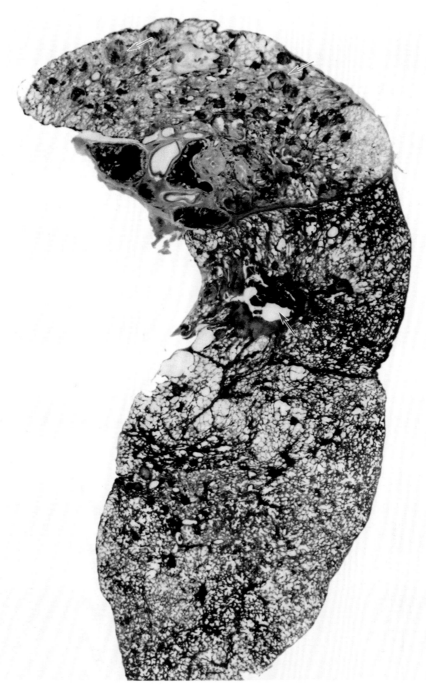

图 5-4 矽肺贰期合并结核 结节型 肺大切片
示散在分布矽结核结节(绿↗),中叶矽肺结核空洞(红↗)(铁矿烧结工 18 年)

镜下,矽结核结节可分为三种类型:

第一类,是大结节包膜型,结节周围有纤维包膜,有的已玻璃样变。包膜内为大片无结构粉染之干酪坏死,常见有棱形胆固醇结晶以及残存的尘肺结节或粉尘沉着。

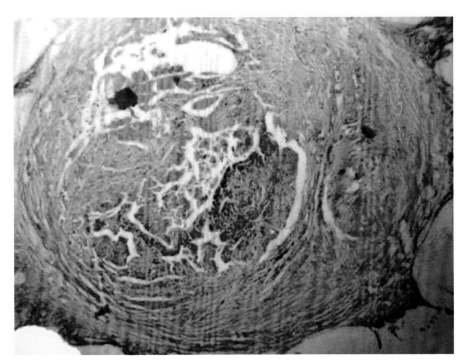

图 5-5　第一类结节

结节呈圆形,有纤维包裹,结节内为崩解的干酪样坏死物及少量的粉尘沉着(H.E.)

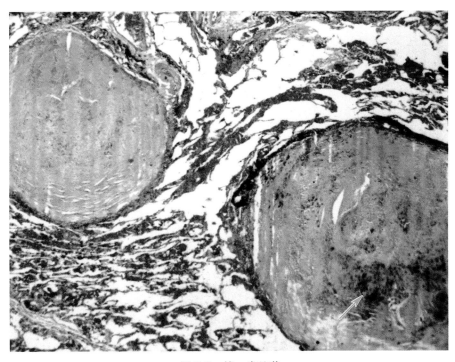

图 5-6　第一类结节

结节周边有薄层包膜,中心呈广泛干酪样坏死,但从粉尘沉着仍可看出矽结节的大致结构(绿↗)(H.E.)

【源自 GB 8783—88 标准】

　　第二类，是在尘肺结节周边发生结核性病变。其中有大量的单核细胞、淋巴细胞、白细胞、或纤维蛋白及干酪样坏死；有时含有朗汉斯巨细胞。

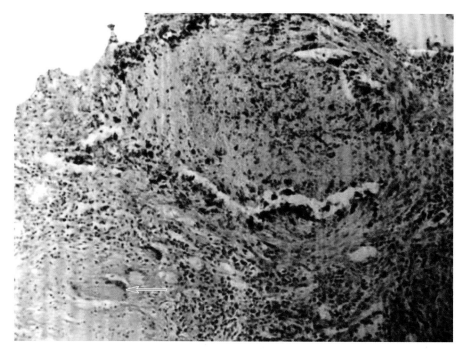

图 5-7　第二类结节

在结节一侧发生结核肉芽肿，与原来的尘性结节融为一个大结节，左下为朗汉斯巨细胞(绿↗)

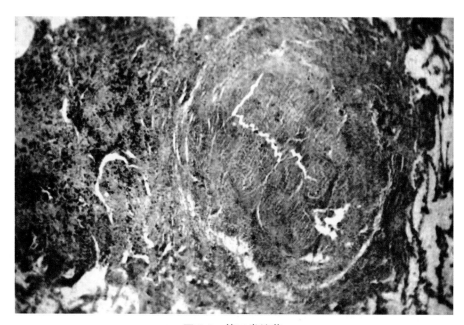

图 5-8　第二类结节

结核结节多发生在矽结节早期或混合尘结节，大量结核性渗出物向结节纤维间浸润(H.E.)

　　第三类，是尘肺结节边缘发生的结核结节。尘肺结节与结核结节连成一体，其体积倍增。这种结节没有纤维包膜，这有别于第一类型结节之处。

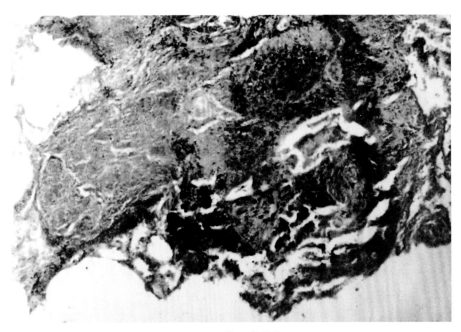

图 5-9　第三类结节

尘肺结节边缘发生结核结节，尘肺结节与结核结节融为一体，形成体积倍增的尘肺结核结节（H.E. 染色）

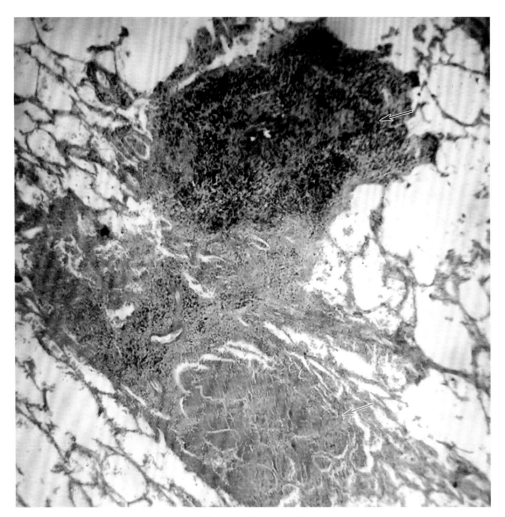

图 5-10　第三类结节

眼观一个结节,镜下明显分辨该结节由尘肺结节(红↗)和结核结节(绿↗)融合组成

(三)矽肺结核瘤

　　矽肺结核瘤(silicotic pulmonary tuberculoma)是一个球状干酪坏死灶,有完整的纤维包膜,周围境界清楚,呈肿瘤样外观。切面在灰黄色干酪样坏死上夹杂少数矽结节或小片尘性纤维增生,镜下为多数矽结节和结核病变所组成。矽结节胶原纤维常发生坏死及崩解,此时,可见纤维成分坏死后留下的黑色粉尘沉着,呈现出矽结节的轮廓。干酪坏死灶中常出现小点状钙盐沉着和胆固醇结晶的空隙。瘤的包膜为厚层纤维组织,可发生玻璃样变。

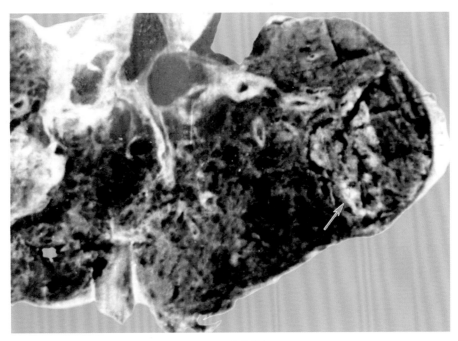

图 5-11 肺大体切面

巨大矽肺结核瘤（绿↗）几乎占满整个肺尖部

（四）矽肺结核团块

所谓矽肺结核团块（silicotic tuberculosis mass lesions），是指体积大于 2cm×2cm×2cm 以上，质地坚韧，其组织学结构包括矽肺和结核两种病变，而结核病变是以增殖性为主。可由矽结节和结核结节或由矽肺结核结节紧密排列构成。也可以在尘性弥漫性纤维化的基础上发生结核病变。

团块的形态多不规则，边缘不整，质硬。由于团块掺杂有矽肺和结核两种病变，切面呈灰黑与灰白或淡黄色相混杂。

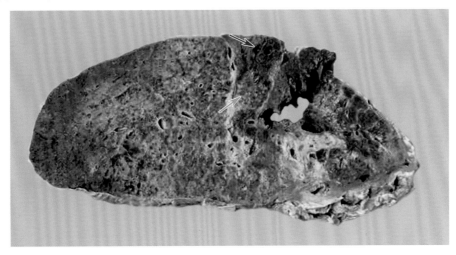

图 5-12 矽肺结核团块

团块上部主要为矽肺病变（红↗），下部有多数小灰白色点状结核灶（绿↗）

（年龄 30 岁，钨矿炮工 8 年 2 个月）

（五）矽肺结核空洞

矽肺合并结核之后，空洞的发生率相当高。

矽肺结核空洞（silicotic tuberculosis cavity）的病理形态：矽肺结核空洞与单纯结核空洞不同，与单纯矽肺空洞更不同。矽肺结核空洞的特点是大而不规则。

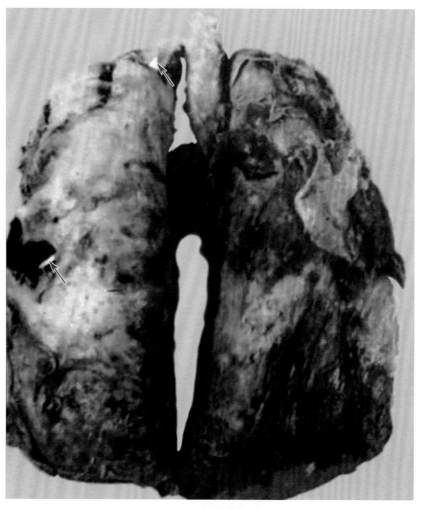

图 5-13　肺大体切面

可见空洞自肺尖经被穿通的增厚的叶间胸膜直达肺中叶，两箭头（红↗）示空洞的上口与下口，
两出口为插入的同一纸条

空洞多见于两肺上叶及下叶上部。大小为数厘米至十多厘米。巨大空洞常由多个大小不等的小空洞贯通而成。肉眼检查空洞形状极不规则，呈分室状。在两个或数个空洞之间往往可见到狭窄的隧道相连通。这种多室性的空洞，有如山之岩洞，从一个洞通向另一个洞，迂回曲折，分室有大有小，因此形成了整个空洞的特异形状。空洞的贯通，不但在同一肺叶内发生，还可以通过粘连肥厚的叶间胸膜，使两叶间的空洞互相贯通，通过石蜡铸型标本可以清楚地看到（图 5-14）。由于肥厚的胸膜抗结核能力特别强，因此洞与洞之间，经胸膜肥厚处的通道口径一般都比较狭小，铸型显示，空洞连接部呈哑铃状（图 5-14）。

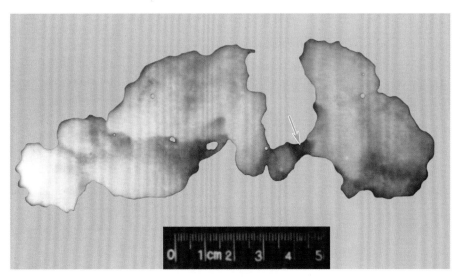

图 5-14　矽肺结核空洞的石蜡铸型标本
可看出经两叶间胸膜穿孔处的狭窄部（绿↗）

　　空洞壁的厚度相差悬殊，厚者可达 5mm 或以上，薄者只有一层干酪样坏死直接与近邻肺组织相连。部分空洞壁系由大量矽结节紧密排列构成。矽结节呈半球状凸入洞腔，致使空洞内壁凹凸不平，形同鼠咬。凸入腔内的矽结节表面可附有薄层干酪坏死物质。空洞内常残留少量干酪坏死物和血凝块。在咳出的干酪坏死物或血块中有时可检见矽结节，对临床诊断矽肺具有重要价值。有些病例空洞腔中可见直径 3mm 左右的肉柱状桥梁组织，有的两端各与洞壁相连，色灰红。有的一端连于洞壁，另一端游离于洞腔之中，呈息肉状，灰红色。镜下，这些桥梁组织系内膜增厚管腔已闭塞的血管。

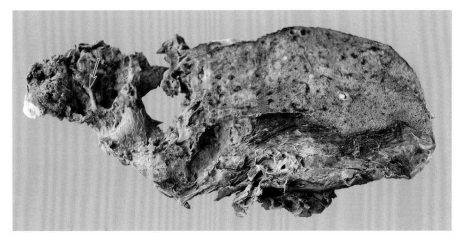

图 5-15　肺大体切面
肺尖部空洞中的架桥样组织（红↗）

　　镜下,空洞壁大致分为三层:自内至外分别为坏死层、肉芽组织层和纤维包膜层。坏死层厚约 2mm,为大量白细胞和淋巴细胞及组织崩解的坏死物,常见未完全崩解的矽结节。此层抗酸染色可见大量结核杆菌。肉芽组织层厚薄不一,由结核肉芽组织构成,但此层往往缺如而为紧密排列的尘肺结节所替代。纤维包膜层一般由数层胶原纤维包绕而成,有时空洞壁缺如,坏死组织与周围肺组织直接连接。邻近肺组织充血、水肿、白细胞和单核细胞浸润,肺泡腔内常见大量纤维蛋白渗出,构成病灶周围炎。

(六)矽肺结核的胸膜改变

　　单纯矽肺壹期及贰期,一般胸膜增厚不明显,但合并了肺结核,胸膜可出现不同程度的增厚,增厚程度与结核病变的严重程度密切相关。如果合并严重的结核病变,即使是矽肺壹期也会发生明显的胸膜增厚。尤其在紧贴空洞部位的胸膜增厚更明显。甚至可因高度增厚的胸膜呈乳头状突入空洞腔,造成 X 线胸片上看不出空洞的存在而误诊。

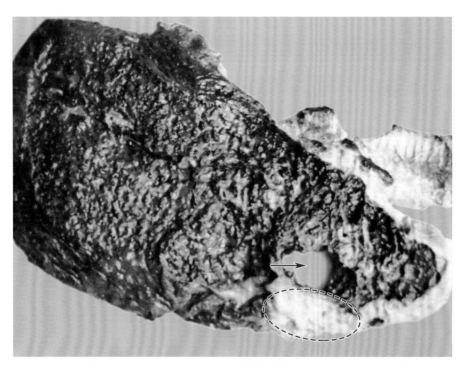

图 5-16　肺大体标本

示矽肺结核空洞处的胸膜显著增厚,灰白区(红色虚线)为增厚的胸膜,靠内空白区为空洞腔(红↗)

　　有时同在一个病例,合并肺结核的一侧胸膜明显增厚。而没有结核的对侧胸膜,只有轻度纤维蛋白渗出。

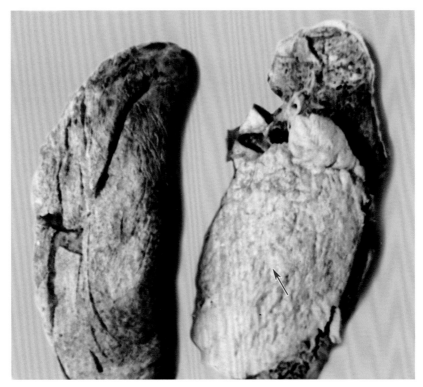

图5-17　肺大体标本

示右肺胸膜增厚表面粗糙呈乳白色(红↗)，左肺不合并肺结核未见胸膜增厚

　　增厚的胸膜眼观乳白色，厚0.1～1.5cm(凸入空洞腔处)，质地坚韧有弹性，呈斑块或条索状，有时增厚的胸膜包裹整侧肺呈盔甲状(图5-18)。

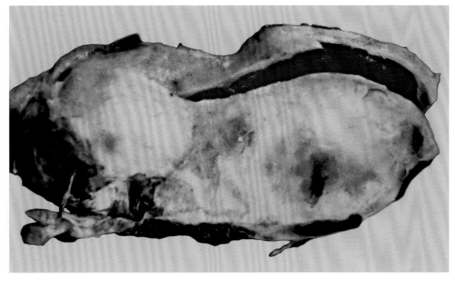

图5-18　右肺整叶被增厚的胸膜所包裹

形同玉白色盔甲，厚1～7mm(钨矿风钻工)

（七）矽肺、肺结核与矽结核结节的鉴别诊断

肉眼检查，矽结节呈圆形或椭圆形，质地坚硬均匀；切面灰白或灰黑色。镜下，胶原纤维常呈同心圆状、或毛线团状排列，从中心开始发生玻璃样变，周围绕以成纤维细胞、纤维细胞、尘细胞、边缘较规整，未见朗汉斯巨细胞。镀银染色有助鉴别矽结节。偏光镜检查可见双折光石英颗粒，做灰烬图检查也能显示石英粒子呈矽结节状分布。肺结核结节呈圆形，灰白色，有干酪样坏死，质脆，易剥落。结节周围不规整，有较多淋巴细胞，可见朗汉斯巨细胞。晚期也可发生纤维化或玻璃样变，但一般多限于结节周边。抗酸染色可找到结核杆菌。矽结核结节则兼有两者病变特征，体积较大，圆形或不规则形。单纯矽肺空洞很小，罕见。结核性空洞多呈类圆形，大小不一，空洞壁由内至外为干酪样坏死、结核性肉芽组织和纤维组织。矽肺结核空洞形状不规则，数量多而体积巨大，空洞壁除干酪坏死物外常见矽结节。

二、尘肺引起的胸膜病变

胸膜是一层菲薄半透明的膜样间皮组织，覆盖在胸壁内面及肺和纵隔的表面。其中覆盖于肺及膈表面的胸膜称脏层胸膜，而被覆胸膜壁和纵隔脏器的一层称壁层胸膜，此两层胸膜在肺门处相延续围成一个潜在的空腔称为胸膜腔。胸膜病变主要包括胸腔积液、胸膜增厚、粘连、钙化、气胸、液气胸和脓胸等。

尘肺病变可以累及胸膜，常见的有石棉胸膜斑、石棉恶性间皮瘤、矽肺结核时胸膜的病变等。

（一）石棉胸膜斑

胸膜斑（pleural plaque）是指发生于胸膜上凸出的局限性纤维性瘢痕斑块，质硬，呈灰白色，半透明，状似软骨，主要位于壁层胸膜，少数累及脏层胸膜，一般不粘连。胸膜斑分为透明斑和钙化斑两类。镜下观察，胸膜斑由板层状的玻璃样变胶原纤维构成，用融解法可查见少量石棉纤维。

而临床 X 线胸片上胸膜斑多见于侧胸壁。位于前后胸壁、横膈、纵隔、心包膜和脊柱旁等处的胸膜斑只有钙化后才容易见到。尸检发现的胸膜斑约有 85% 是胸片未查见，故放射学诊断的敏感性很低。

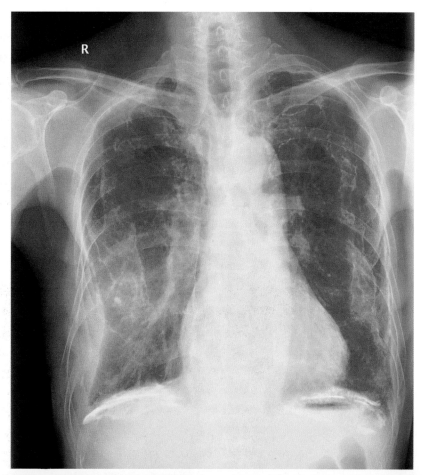

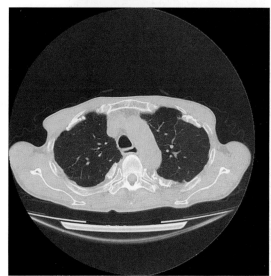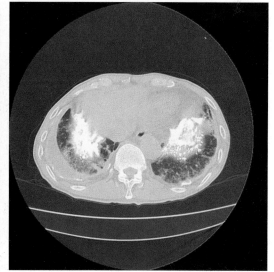

图 5-19　石棉肺胸膜增厚钙化

（病人，男性，1932.11.22 出生　上海石棉制品厂，手纺弹棉，机纺挡车，湿纺工种，接触石棉 30 年。1979.8 诊断为石棉肺壹期；2003.11 劳动能力鉴定致残程度为四级。2008.10.17 胸片：双侧显著大片状胸膜增厚及钙化，双侧膈胸膜增厚伴钙化；2008.10.18 胸部 CT：双侧胸膜多发增厚、钙化，右下胸膜明显增厚伴部分钙化；双侧膈胸膜部分钙化。）

在石棉诱发的非恶性胸膜病变中，胸膜斑最为常见。胸膜斑病人，约 80% 有石棉职业接触史。其他矿物，如毛沸石、绿坡缕石、硅灰石、云母，还有一些药物，如用于治疗帕金森病的 Bromocriptine（溴隐亭），也可引起类似的胸膜病变。

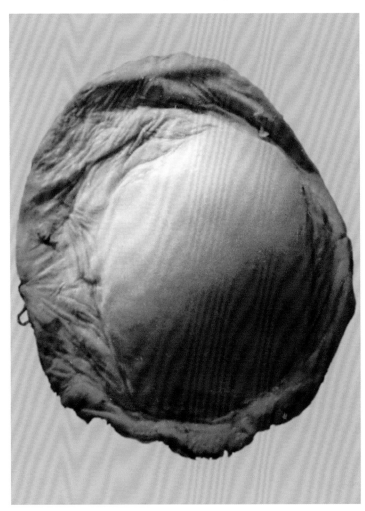

图 5-20　石棉肺壹期

膈肌腱部石棉胸膜斑（石棉制品工 20 年）【源自 GB 8783—88 标准】

病理学家很早就发现了肋胸膜的软骨样斑。1931 年 Sparks 在石棉肺病人观察到胸膜有不规则的钙化，并首次将胸膜斑与石棉联系起来。1966 年 Hourihane 建议将其作为石棉接触的客观指标。

（二）恶性胸膜间皮瘤

恶性胸膜间皮瘤（pleural malignant mesothelioma）是发生在胸膜表面的具有侵袭性的恶性肿瘤，与石棉暴露有关，主要有角闪石石棉（如青石棉）和温石棉，肿瘤来源于脏层和壁层胸膜。多见于 50 岁以上，男女之比为 2∶1，平均潜伏期约 40 年。

恶性胸膜间皮瘤早期，肉眼可见脏层或壁层胸膜上出现有灰白色颗粒和结节。结节逐渐相互融合，局部胸膜增厚，占据胸膜腔。随着病变的进展，肿瘤可累及膈肌、肋间肌、纵隔、心包以及对侧胸膜。尸检发现约50%病人有血源性转移。

恶性胸膜间皮瘤的组织学构成包括纤维细胞和上皮细胞成分。WHO根据组织形态类型把恶性间皮瘤分为上皮型、肉瘤型、双相型（或混合型），分别占60%、20%和20%。

临床病理诊断要点：①该瘤发生的特殊部位；②肿瘤双向分化；③瘤细胞移行过渡现象；④多种不同类型瘤细胞混合存在；⑤免疫组化鉴别诊断；⑥电镜检查：微绒毛、中间丝和细胞质内新腔称为间皮瘤超微病理三联征；⑦临床表现危重，但瘤细胞异型性不明显，核分裂象较少见；⑧血清标记物血清间皮素相关蛋白（SMRP）是间皮素的一种可溶性结构。84%的恶性胸膜间皮瘤病人SMRP水平增高，SMRP水平随着恶性胸膜间皮瘤的进展而增高，随着恶性胸膜间皮瘤的衰退或肿瘤的切除而降低。

免疫组织化学检查是恶性上皮型间皮瘤鉴别诊断中最常用的辅助诊断方法。免疫组化抗体的选用取决于间皮瘤的组织学类型以及需要鉴别诊断的反应性增生和肿瘤类型。国际间皮瘤学会（IMIG）建议选用的标记物应至少包含2个间皮瘤标记和2个其他癌标记。

1. 恶性上皮型间皮瘤与腺癌的鉴别 恶性上皮型间皮瘤低分化者肿瘤细胞常呈黏附性差的类圆形或立方状肿瘤细胞，细胞质丰富，边缘呈绒毛状；若分化充分可呈腺管状结构或管状乳头状排列以及实性结构区。"Calretinin（钙网膜蛋白）、CK5/6（cytokeratin5/6，细胞角蛋白）、WT-1（Wilm tumor-1）、和D2-40（podoplanin，平足蛋白）被认为是上皮型间皮瘤最好的标记物。癌胚抗原CEA、血型相关糖蛋白BG-8、MOC31和单抗Ber-EP4是腺癌区分上皮型间皮瘤的最佳标记物。上述抗体联合应用有助于间皮瘤的鉴别诊断。"

2. 恶性上皮型间皮瘤与反应性间皮增生鉴别 良恶性间皮细胞的鉴别诊断是病理诊断中的一个难点，反应性间皮增生往往显示均匀性生长，细胞角蛋白免疫染色可见整齐片状和完全成束状的梭形细胞，而间皮瘤则表现无序生长、紊乱交叉增生，基质出现脂肪浸润是诊断恶性间皮瘤的一个关键特征。上皮膜抗原（epithelial membrane antigen，EMA）和p53在良恶性间皮细胞鉴别诊断中具有一定价值。

【胸膜间皮瘤 案例一 上皮型】

临床资料：
女性，47岁，石棉手纺和梳棉工10余年，2005年因咳嗽气促胸痛就诊于某地人民医院。

影像学检查：
（1）右肺中叶小结节，1cm左右，边缘毛刺状，肺尖可见多个类圆形小结节影，纵隔淋巴结肿大。

（2）右侧胸腔积液。

（3）右侧胸膜结节状增厚。

病理学检查：

右侧胸膜活检：右侧胸膜结节状增厚。

光镜检查：胸膜表面结节状突起，细胞团呈巢状、集块状，细胞多呈现圆形或卵圆形、偶见多角形或立方形，核圆居中、分裂象少，细胞质丰富嗜酸性强，细胞边界清晰。

免疫组化指标：Cal（+）、WT-1（+）、CEA（-）、TTF-1（-）

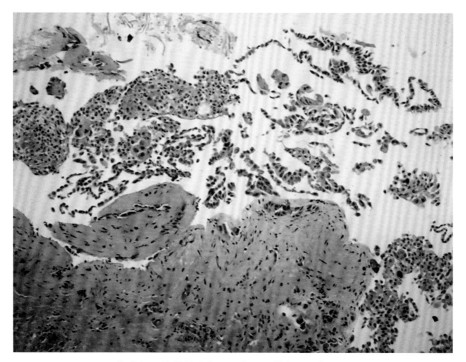

图 5-21　胸膜表面结节状突起,细胞团呈巢状、集块状(H.E.×100)

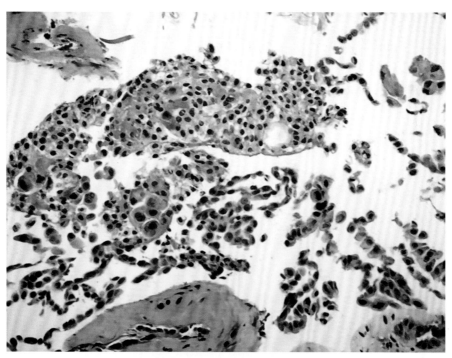

图 5-22　细胞多呈现圆形或卵圆形、偶见多角形或立方形

核圆居中、分裂象少,细胞质丰富嗜酸性强,细胞边界清晰(H.E.×200)

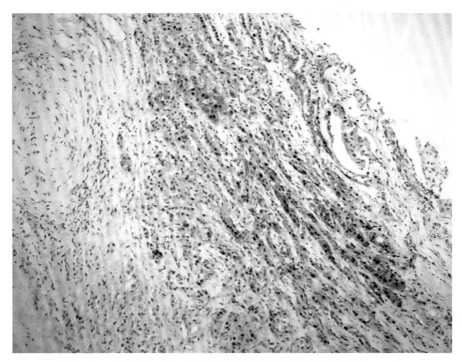

图 5-23　Calretinin（钙网膜蛋白）免疫反应强阳性（核浆深染×100）

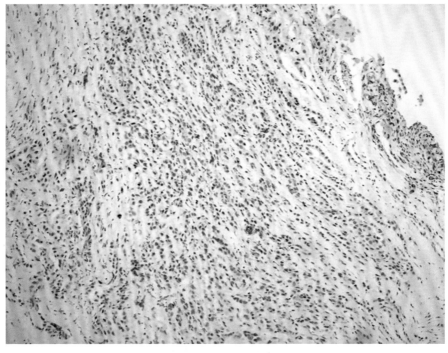

图 5-24　WT-1（Wilms tumor 1）免疫反应阳性（核染×100）

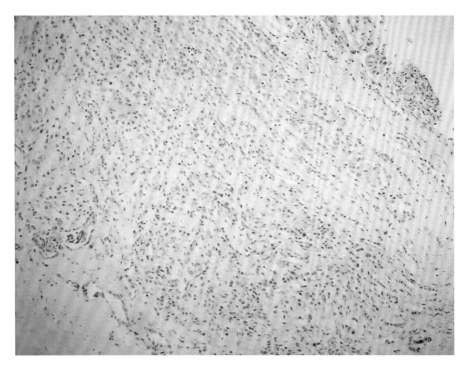

图 5-25　癌胚抗原（carcinoembryonic antigen，CEA）（阴性×100）

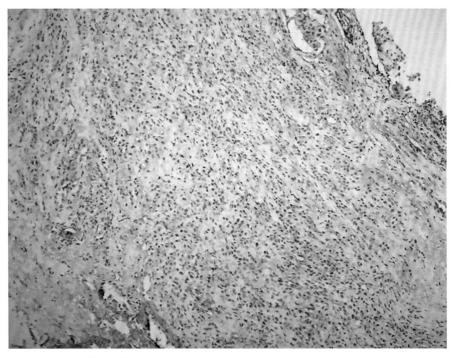

图 5-26　甲状腺生长因子 1（thyroid transcription factor-1，TTF-1）（核阴性×100）

病理诊断：胸膜间皮瘤，上皮型。

3. **肉瘤型间皮瘤与肉瘤、局限性纤维瘤和反应性浆膜纤维化鉴别**　肉瘤型间皮瘤表达低分子量角蛋白，肉瘤、局限性纤维瘤和反应性浆膜纤维化不表达任何形式角蛋白。用广谱角蛋白标记物 AE1/AE3 和低分子量角蛋白 CAM5.2 可以将肉瘤样间皮瘤与局限性纤维瘤、硬纤维瘤样间皮瘤及反应性浆膜纤维化区分开来。

【胸膜间皮瘤　案例二　肉瘤型】

临床资料：

女性，73 岁，石棉家庭手纺 4 年，1998 年因左胸痛就诊于某地人民医院。

影像学检查：

（1）两侧胸膜局限性增厚，左侧可见钙化影。

（2）左肺体积缩小，左侧胸壁及叶间胸膜均见明显增厚。

病理学检查：

胸膜活检：胸膜局限性增厚呈结节样突起。

光镜检查：胸膜局限性增厚，于胸膜腔呈结节样或疣状突起，细胞异型性明显，卵圆形、多角形、立方形及类似成纤维细胞的梭形细胞，不规则排列。

免疫组化指标：AE1/AE3（+）、CAM52（+）、CK（+）、EMA（+）、Vim（+）、Calretinin（-）、CEA（-）、BerEP4（-）、CD68（-）、LCA（-）、TTF-1（-）

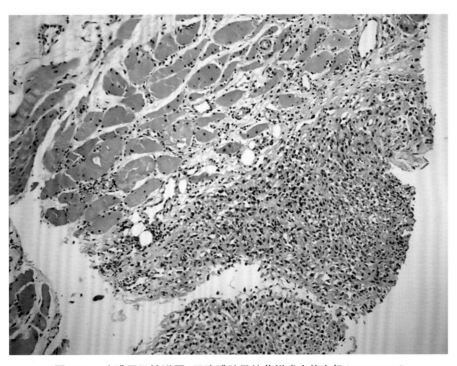

图 5-27　胸膜局限性增厚，于胸膜腔呈结节样或疣状突起（H.E.×100）

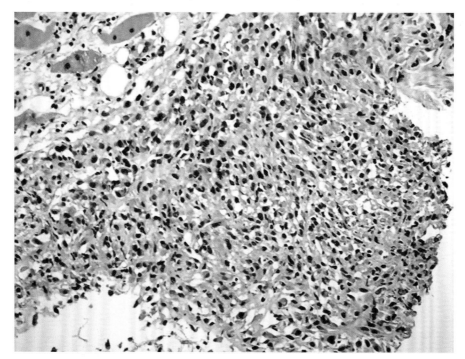

图 5-28　细胞异型性明显，卵圆形、多角形、立方形及类似成纤维细胞的梭形细胞，
不规则排列（H.E.×200）

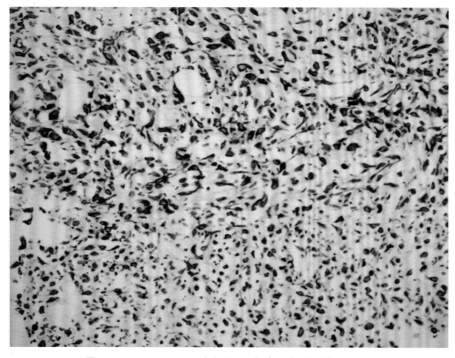

图 5-29　AE1/AE3（细胞角蛋白）免疫反应强阳性（×200）

病理诊断：胸膜间皮瘤，上皮型。

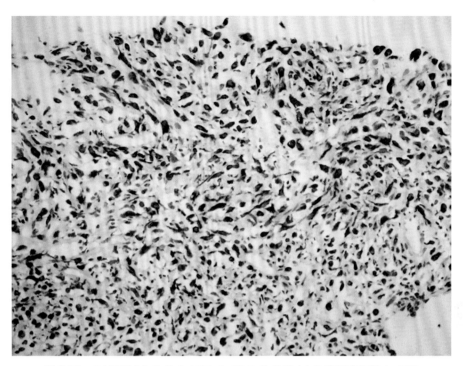

图 5-30　CAM52（分子量为 45kD 和 52kD 的角蛋白）免疫反应阳性（×200）

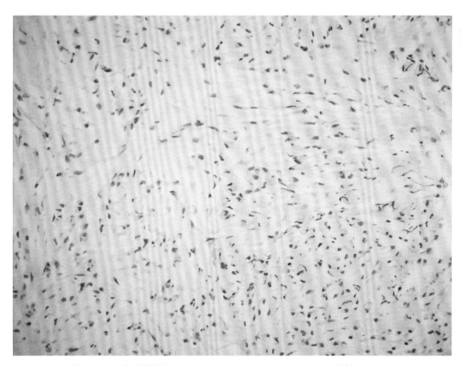

图 5-31　癌胚抗原（carcinoembryonic antigen，CEA）阴性（×200）

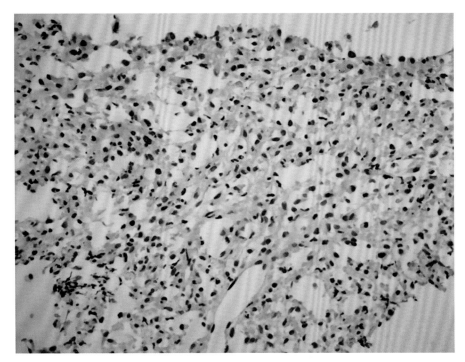

图 5-32　BerEP4（糖蛋白表位抗体）阴性（×200）

病理诊断：胸膜间皮瘤，肉瘤型。

4. 恶性胸膜间皮瘤双相型　又称混合型间皮瘤，由上皮型和肉瘤型两种成分混合而成，每种成分至少超过肿瘤的 10%。上皮与肉瘤样成分分界清楚，两种成分均表达角蛋白，因此角蛋白是双相型间皮瘤鉴别诊断很有用的标记物。

【胸膜间皮瘤　案例三　双相型】

临床资料：女，60 岁，2008 年因咳嗽气促就诊于某地人民医院。

职业史：家庭石棉手纺 8 年后创办石棉厂，兼做手纺、机纺、梳棉、织布。

影像学：右侧胸腔积液，右肺感染性病变。

病理学检查：

胸膜活检：慢性胸膜炎伴间皮细胞瘤样增生。

光镜检查：镜下可见既有团块状或条索状的上皮样细胞，又有排列成短束状或杂乱分布的类似成纤维细胞的梭形细胞，细胞梭形、排列紊乱，细胞质丰富呈嗜酸性，核有异型性改变。

免疫组化指标：Calretinin（＋）、CK5/6（＋）、WT-1（＋）、Vim（＋）、CEA（－）、CD68（－）、LCA（－）、TTF-1（－）

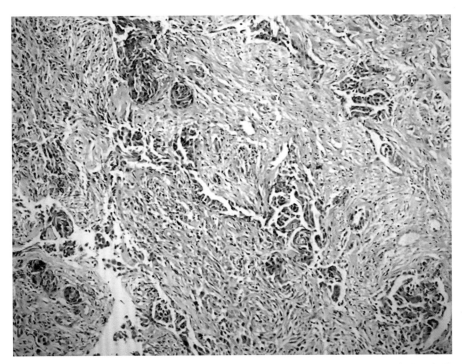

图 5-33　镜下可见既有团块状或条索状的上皮样细胞，又有排列成短束状或杂乱分布的类似成纤维细胞的梭形细胞（H.E.×100）

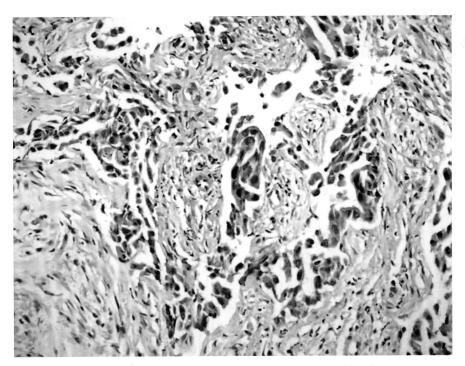

图 5-34　细胞梭形、排列紊乱，细胞质丰富呈嗜酸性，核有异型性改变（H.E.×200）

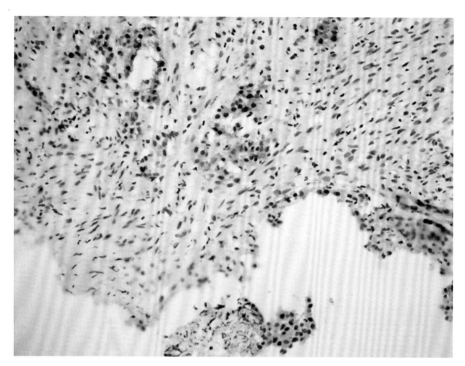

图 5-35　**Calretinin**（钙网膜蛋白）**免疫反应强阳性**（核浆深染×200）

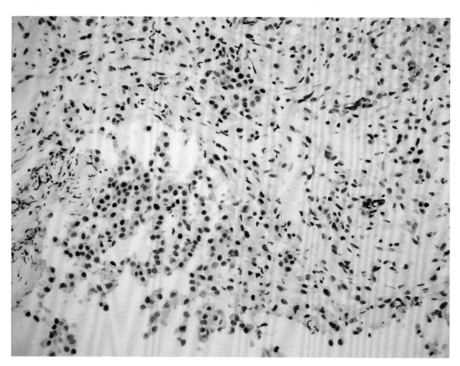

图 5-36　**WT-1**（Wilms tumor 1）**免疫反应阳性**（核染×200）

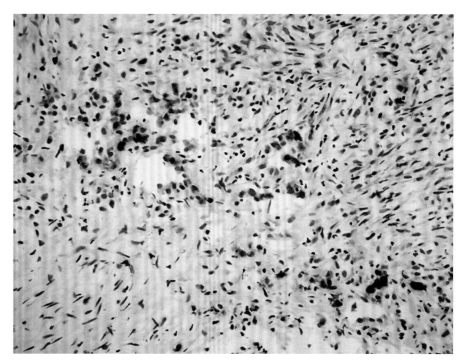

图 5-37　CK5/6（细胞角蛋白）阳性（×200）

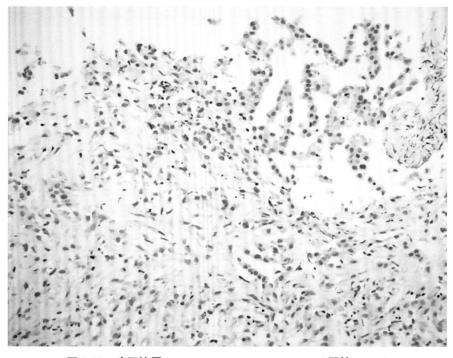

图 5-38　癌胚抗原（carcinoembryonic antigen，CEA）阴性（×200）

病理诊断：胸膜间皮瘤，双相型。

（三）矽肺结核时胸膜的改变

【详见本章"第一节　矽肺合并结核"之"（六）矽结核的胸膜改变"】

鉴别诊断：胸膜疾病包括原发于胸膜的疾病，如胸膜间皮瘤，胸膜腔的病变（如脓胸、血胸、胸腔积液等）。

胸膜继发病变，如胸膜肥厚——儿童白血病的一种罕见特征，系统性红斑狼疮胸膜病变、类风湿性关节炎胸膜病变、结核性胸膜炎。

三、尘肺合并肺气肿、肺心病

（一）肺气肿

肺气肿（pulmonary emphysema）指呼吸性细支气管以及末梢肺组织因残气量增多而呈持久性扩张，并伴有肺泡间隔破坏，以致肺组织弹性减弱，容积增大的一种病理状态。

病理变化：

依病变缓急：分急性和慢性肺气肿；依病变部位：分肺泡性和间质性肺气肿。

1. 肺泡性肺气肿　指病变发生在肺腺泡内的肺气肿。

分型：（1）弥漫性：腺泡中央型、腺泡周围型、全腺泡型肺气肿。

　　　　（2）局限性：不规则型肺气肿（瘢痕旁肺气肿）、肺大泡（气肿囊腔泡＞2cm）

2. 间质性肺气肿　指空气进入肺间质如肺膜下、肺小叶间隔等部位内的肺气肿。

大体：气肿肺显著膨大，边钝，色淡，弹性差，切面多孔状。

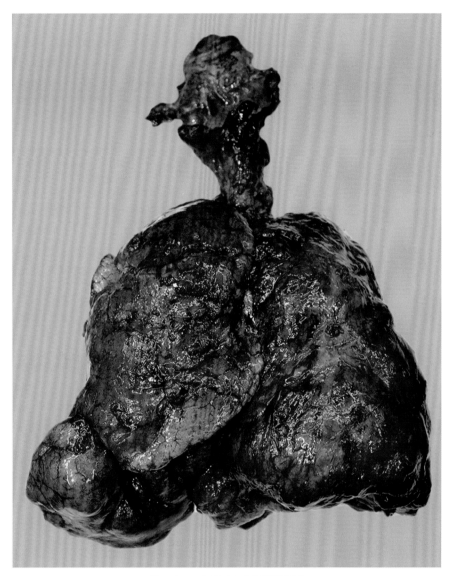

图 5-39 **全肺**（尘肺）**新鲜标本**
全肺显著气肿，膨大，边钝，弹性差

镜下：

（1）肺泡：腔扩张，间隔薄、断裂融合，甚至形成大泡。壁内毛细血管床明显减少，囊腔内可见残留小血管。

（2）细支气管：慢性炎症，扩张的气肿囊壁可见残留呼吸上皮及平滑肌束。

（3）肺小动脉：纤维性增厚。

临床病理联系：

早期：无症状和体征。较晚期：肺通气功能下降→气短，发绀，呼气性呼吸困难，桶状胸。晚期：肺心病，自发性气胸，呼吸衰竭和肺性脑病。

（二）肺心病

慢性肺源性心脏病（cor pulmonale）指因慢性肺疾病引起肺循环阻力增加，肺动脉压力升高而招致的以右心室肥厚、扩张为特征的心脏病。

尘肺所致慢性肺源性心脏病病因和发病机制为：尘肺导致肺纤维化、合并慢性支气管炎、肺气肿等。通气和换气功能障碍导致缺氧引起肺小动脉痉挛，中膜增厚，造成肺循环阻力增大肺动脉高压，最终右心室肥大、右心室扩张。

1．慢性肺源性心脏病病理变化

（1）引起慢性肺源性心脏病的肺部原有尘肺病变及慢性阻塞性病变如矽结节、肺间质弥漫纤维化、肺气肿等。

（2）肺小动脉病变：肌型小动脉中膜肥厚，出现纵行肌束，无肌性细动脉肌化。

（3）肺泡壁毛细血管显著减少。

2．心脏病变

大体：

心脏重量增加，体积增大，肺动脉圆锥显著膨隆，心尖钝圆（横位心），右心室肥厚，扩张，右室内乳头肌和肉柱显著增粗。通常以肺动脉瓣下 2cm 处右心室肌壁厚度超过 5mm 作为病理诊断肺心病的形态标准。

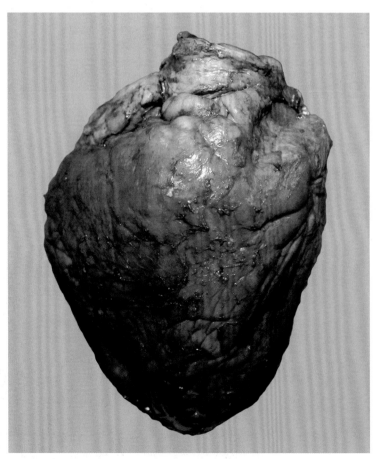

图 5-40　尘肺合并肺心病　右心室肥大

镜下：

大部分心肌纤维肥大，小部分萎缩，间质相对增多。

临床病理联系：

1. 右心衰竭　心悸，气急，发绀，肝肿大，下肢水肿。

2. 呼吸功能不全，肺性脑病，缺氧，二氧化碳潴留→脑血管扩张，脑水肿，脑疝等，中枢神经功能障碍。

3. 慢性肺源性心脏病合并症：

（1）右心功能不全。

（2）低氧血症伴高碳酸血症、肺性脑病。

（3）继发感染。

四、尘肺合并非特异性肺感染

尘肺病人由于长期接触生产性粉尘，使呼吸系统的清除和防御机制受到严重损害，加之尘肺病慢性进行性的长期病程，病人的抵抗力明显减低，故尘肺病人常常发生各种不同的合并症。尘肺并发症对尘肺病人的诊断和鉴别诊断、治疗、病程进展及预后都产生重要的影响，也是病人常见的直接死因。我国尘肺流行病学调查资料显示，尘肺病人死因构成比呼吸系统并发症占首位，为51.8%，其中主要是肺结核和气胸；心血管疾病占第二位，为19.9%，其中主要是慢性肺源性心脏病。

（一）气管与支气管炎

1. 急性气管炎

（1）细菌性气管炎（bacterial tracheitis）：是由各种细菌引起的气管壁化脓性炎症（粗糙的脓性黏膜）。

（2）急性病毒性支气管炎（acute viral bronchitis）：多由呼吸道合胞病毒、流感病毒、冠状病毒、副流感病毒、鼻病毒、腺病毒等引起。临床表现为咳嗽、无痰或痰呈黏液性，伴有发热和乏力。

2. 慢性支气管炎

慢性支气管炎（chronic bronchitis）指气管、支气管黏膜及其周围组织的慢性非特异性炎症。常见于40岁以上男性，咳痰或伴喘，反复发作，每年持续3个月，连续2年以上。尘肺合并支气管炎以慢性更为常见。

各级支气管慢性非特异性炎症。常见黏液-纤毛系统受损，黏膜上皮损伤，鳞状上皮化生；黏膜腺体早期增生、肥大、分泌亢进，浆液腺发生黏液化生，晚期萎缩；管壁充血，慢性炎细胞浸润；严重者，平滑肌束断裂，软骨破坏。继发的合并症有肺气肿、肺心病及支气管扩张。

（二）肺炎

肺炎是指终末气道、肺泡和肺间质的炎症。

常见的有大叶性肺炎、小叶性肺炎、间质性肺炎。

（三）肺脓肿

肺脓肿（pulmonary abscess）是由于化脓菌感染所引起的肺组织局限性化脓性病变。

（四）支气管扩张症

支气管扩张症（bronchiectasis）指肺内支气管（主要为段支气管）管腔持久不可复性扩张伴管壁纤维性增厚的慢性化脓性疾病。

第二节　鉴 别 诊 断

【鉴别诊断案例一　结节病】

临床资料：女性，44 岁，反复咳嗽、咳痰 5 个月，并有午后潮热，黄白痰，伴发热，体温最高达 39.5℃。

既往史：无特殊。

影像学检查：两下肺后、外基底段多发结节，考虑结核可能性大，不除外结节病。纵隔淋巴结增大，考虑反应性增生可能性大。

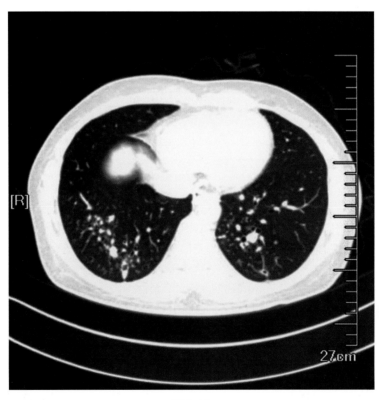

图 5-41

临床诊断：肺部阴影查因：结核或结节病

病理学检查：

开胸右下肺活检：（右下）送检肺组织可见多个结核样结节，大小较一致，结节边界不清，互相融合，无明显干酪样坏死，结节内常见多核巨细胞，巨噬细胞细胞质内偶见嗜碱性同心钙化或星状小体（粉红色蜘蛛样结构）。结节内少量淋巴细胞散在。

特殊染色：Ag（+）、抗酸（−）、六胺银（−）、PAS（−）、AB（−）

免疫组化：ACE 血管紧张素转换酶（+）

附图：

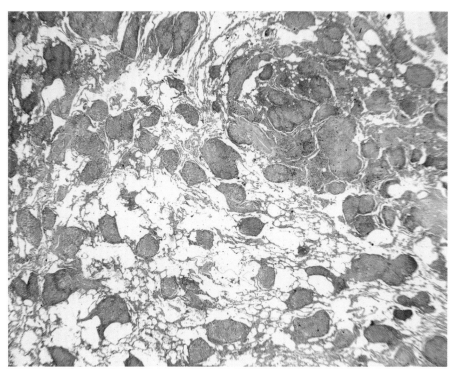

图 5-42　肺有多个大小较一致、均匀的结节，边界清楚（H.E.×100）

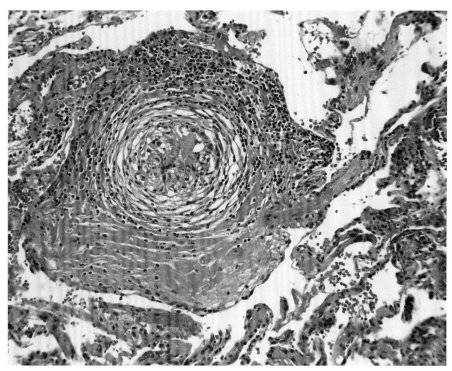

图 5-43　结节边界清楚，未见坏死，中央可见多核巨细胞，周围有类上皮细胞，
结节有玻璃样变的胶原纤维包裹（H.E.×200）

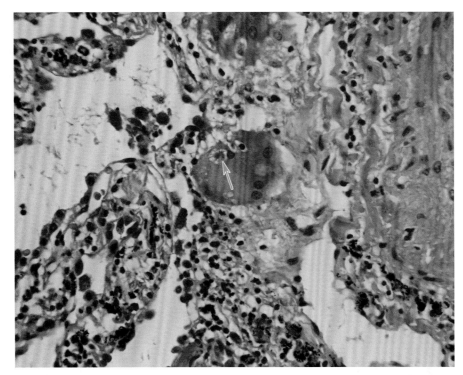

图 5-44　多核巨细胞细胞质内粉红色蜘蛛样结构（绿↗）（H.E.×400）

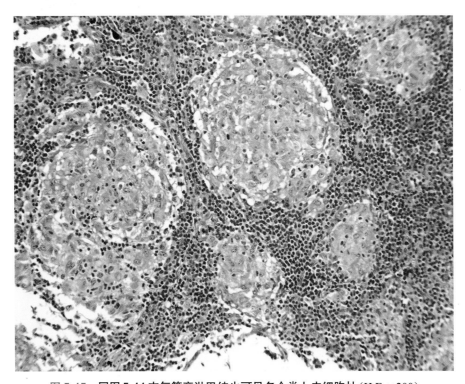

图 5-45　同图 5-44 支气管旁淋巴结也可见多个类上皮细胞灶（H.E.×200）

病理诊断：(右下)肺结节病。

鉴别诊断：结节病肉芽肿结节境界清楚，无坏死或仅有少量纤维素性坏死，结节之间有玻璃样变胶原纤维，结节中的单核及多核组织细胞细胞质内未见炭尘颗粒，结节有较完整的网织纤维 Ag(+)，血管紧张素转换酶(+)；而尘肺的结节是由大量吞噬炭尘颗粒的组织细胞组成，血管紧张素转换酶(−)。

【鉴别诊断案例二　特发性普通型间质性肺炎】

临床资料：男性，55 岁，反复咳嗽一年余，干咳无痰。

既往史：30 年粉尘接触史(矿山工人)，吸烟 10 年，已戒烟。

影像学资料：两肺见多发性条索状、斑片状及网格状模糊影，部分牵拉性支气管扩张，以双下肺为著，有蜂窝肺。

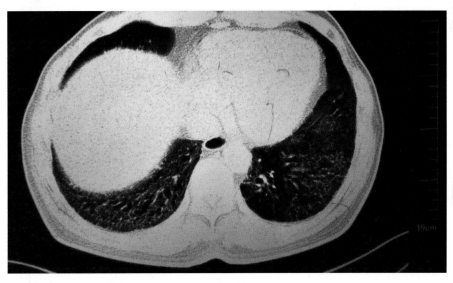

图 5-46

临床诊断：双肺间质性肺炎(NSIP)。

病理学检查：送检肺组织肺泡结构破坏，细支气管管腔扩张，内见黏液湖及炎性渗出物，有多个气囊腔形成。其周围有大量平滑肌增生，呈"肌硬化"改变。间质广泛纤维化伴玻璃样变，淋巴细胞浸润，并见新生的成纤维细胞灶。残留肺组织呈代偿性肺气肿改变。

附图：

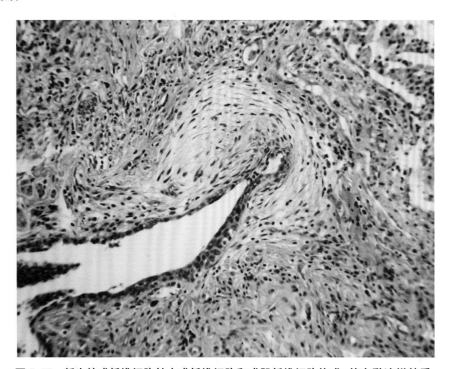

图 5-47　新生的成纤维细胞灶由成纤维细胞和成肌纤维细胞构成，伴有黏液样基质，
表面被覆肺泡上皮（H.E.×400）

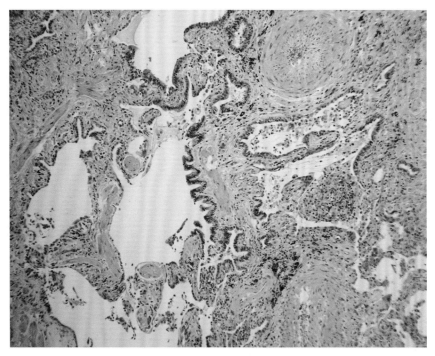

图 5-48　气囊腔壁纤维性增厚，腔内被覆立方和纤毛柱状上皮，形成蜂窝肺，
蜂窝腔内含有黏稠的黏液、巨噬细胞及中性粒细胞（H.E.×200）

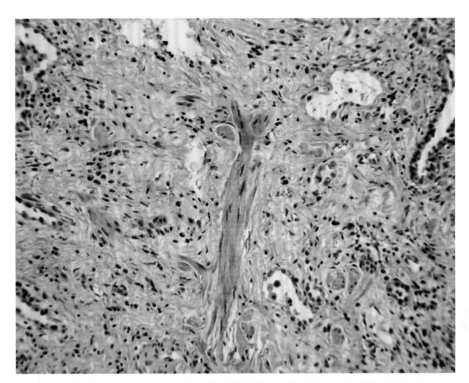

图 5-49　细支气管周围的平滑肌增生明显，增生的平滑肌束排列紊乱，出现肌硬化现象（H.E.×400）

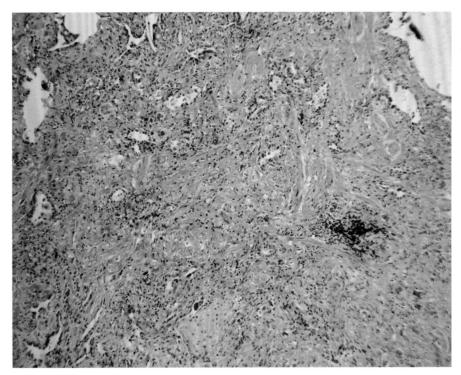

图 5-50　肺间质明显纤维化伴玻璃样变，形成胶原瘢痕，并伴有灶性淋巴细胞浸润（H.E.×400）

病理诊断：特发性普通型间质性肺炎（UIP）。

鉴别诊断：普通型间质性肺炎（usually interstitial pneumonia，UIP）的肺纤维化是一种结构扭曲、斑片状的纤维化（有破坏性瘢痕形成和蜂窝状结构），有成纤维细胞灶，基本没有炭尘细胞；而尘肺的纤维化呈弥漫性分布，其中有大量含炭尘的组织细胞。

【鉴别诊断案例三　原发性肺非特异性间质性肺炎】

临床资料：男性，50岁，木炭工人，咳嗽3年余，气促1年余，加重月余。

既往史：有脂肪肝，高甘油三酯血症等病史。有粉尘接触史。

个人史：吸烟30年，60支/天，戒烟3年。

影像学检查：两肺纹理紊乱增粗，见多发条索状、斑片状稍高密度模糊影，以两下肺显著。考虑双肺间质纤维化合并间质炎症。

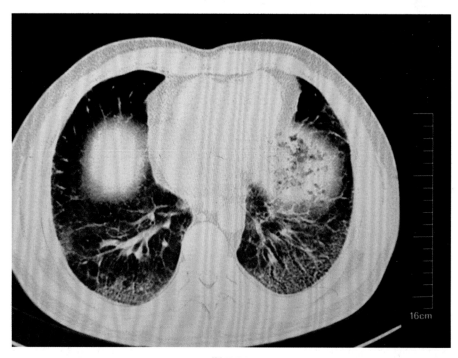

图 5-51

临床诊断：肺非特异性间质性肺炎。

病理学检查：

光镜检查：病变呈片状或弥漫分布，病变时相一致。肺泡间隔增宽，有轻至中度淋巴细胞、浆细胞浸润。可有肺泡Ⅱ型上皮增生。

附图：

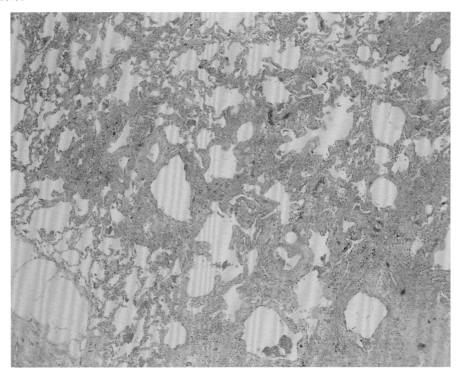

图 5-52　肺泡间隔增宽，间质有炎症细胞浸润，主要为淋巴细胞、偶见浆细胞病变弥漫分布，
时相一致（H.E.×100）

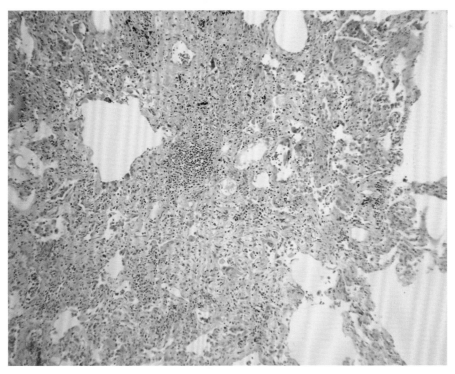

图 5-53　肺泡腔萎陷，间质明显纤维化，淋巴细胞浸润（H.E.×200）

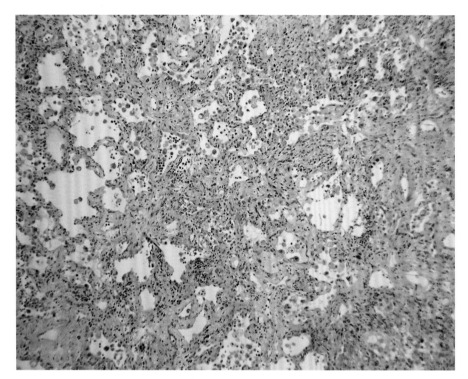

图 5-54 肺泡Ⅱ型上皮增生（H.E.×200）

病理诊断：原发性肺非特异性间质性肺炎。

鉴别诊断：非特异性间质性肺炎（non-specific interstitial pneumonia，NSIP）的特点是肺泡间隔的淋巴细胞浸润及纤维化，基本没有炭尘细胞；尘肺的主要病变是形成细胞性结节，或者弥漫的纤维化，肺泡的结构广泛破坏。

【鉴别诊断案例四　隐源性机化性肺炎】

临床资料：女性，50 岁，气促、咳嗽 7 天。

既往史：有高血压病史 5 年。

影像学 CT 检查：右上叶前段见分叶状结节影，大小约 1.8cm×1.2cm，边缘模糊，邻近胸膜少许牵拉。

影像诊断：右上肺前段病灶，拟新生物与炎症病变相鉴别。

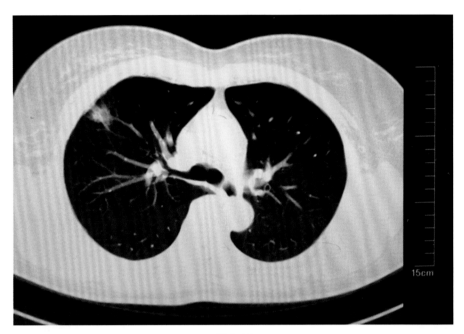

图 5-55

临床诊断：（右上肺）闭塞性细支气管炎伴机化性肺炎。

病理学检查：

光镜检查：病变以小气道为中心，并累及肺泡管和肺泡腔，病灶间可见正常肺组织。病变由成纤维细胞和肌纤维母细胞组成。堵塞细支气管，并沿肺泡管和肺泡腔延伸。病变的时相一致。

附图：

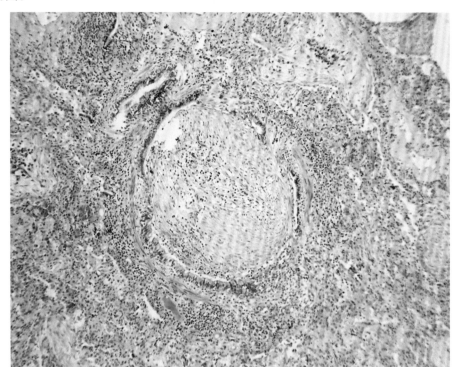

图 5-56　细支气管腔内有疏松息肉状纤维结缔组织（H.E.×200）

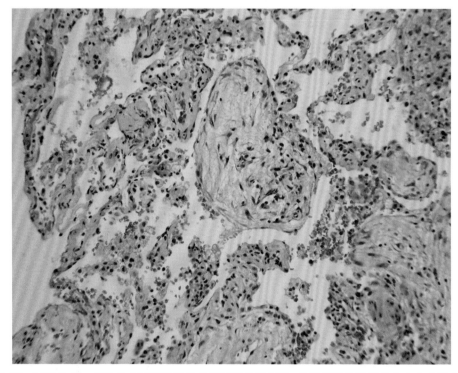

图 5-57　同图 5-56　肺泡腔内可见疏松息肉状纤维结缔组织，疏松纤维结缔组织中含丰富黏多糖，
缺乏胶原纤维，病变的时相一致（H.E.×200）

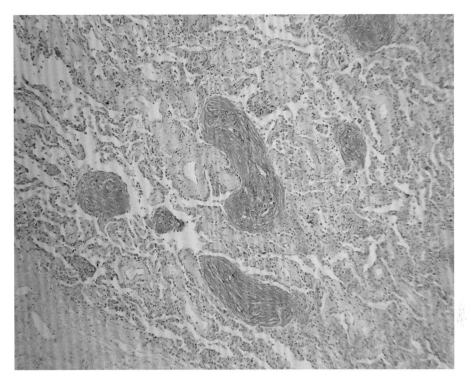

图 5-58　疏松息肉状纤维结缔组织阳性（爱辛兰染色×100）

病理诊断：隐源性机化性肺炎。

鉴别诊断：隐源性机化性肺炎是一种原因不明的机化性肺炎，病理特点是细支气管管腔内有疏松息肉状纤维结缔组织；尘肺病变主要分布在支气管旁、血管、淋巴管、肺间质，形成由大量炭尘细胞组成的细胞性结节。细胞性结节可以广泛纤维化，胶原纤维增生，玻璃样变。

（苏　敏　谢汝能　邹昌淇　陈日萍　顾莹莹　田东萍）

第六章 尘肺分期标准综合评分诊断法
——结节、尘斑、弥漫性纤维化综合评分法

第一节 综合评分法的优点

尘肺病理损害包括结节、尘斑、弥漫性纤维化,这三种病理改变常常混合存在。在诊断时很难综合三种病变进行诊断,所以以往的标准仅依据其中一种主要的病变进行定量分期,没有全面客观地反映全部病变造成的损害。综合评分法诊断则可以弥补这个缺陷。

所谓综合评分法是以数字代表各型病变损害的程度,诊断时将三种病变损害得分相加,所得总分作为诊断分期的依据。

故本次修订标准采用综合评分法能更全面客观地反映尘肺的病理损害。

第二节 计 分 原 则

以《标准》所定的三种病理分型的分期数据为依据,各将其折算为分数进行计算。即结节每个作1分;尘斑每占全肺面积1.5%为1分;弥漫性纤维化,1度时每占全肺面积1.25%为1分,2度时每占全肺面积1%为1分。

第三节 综合评分法与《标准》的关系表

尘肺期别	病变指标	损害指标	损害程度折分	要求总分
壹期	结节	20个	20个结节,每个结节折1分	20分
	弥纤	占全肺面积25%	占全肺面积1.25%为1分	20分
	尘斑	占全肺面积30%	占全肺面积1.5%为1分	20分
贰期	结节	50个	50个结节,每个结节折1分	50分
	弥纤	占全肺面积50%	占全肺面积1.0%为1分	50分
	尘斑	占全肺面积75%	占全肺面积1.5%为1分	50分

注:叁期不必进行综合评分

第四节 综合评分法与标准诊断关系的运算公式

$$\Sigma = a + b \times 100/1.25 + c \times 100/1.5$$

其中：a——全肺结节数量；

b——弥纤占全肺面积的百分比。弥纤 2 度以下为 100/1.25，2 度起为 100/1；

c——尘斑占全肺面积的百分比。

【本计算公式由李德鸿研究员协助完成】

第五节 综合评分法的验证举例

【肺剖检演示图片】

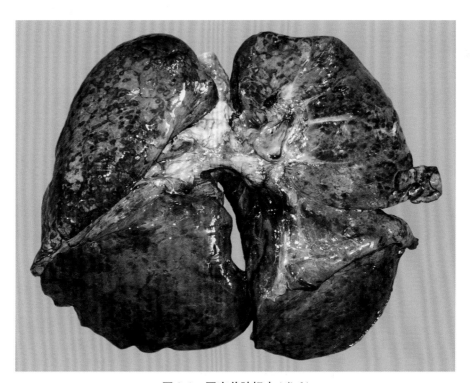

图 6-1 固定前肺标本（腹面）

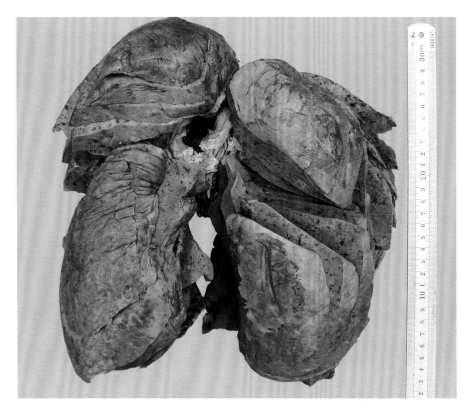

图 6-2　固定后切开的大体肺标本（背面）

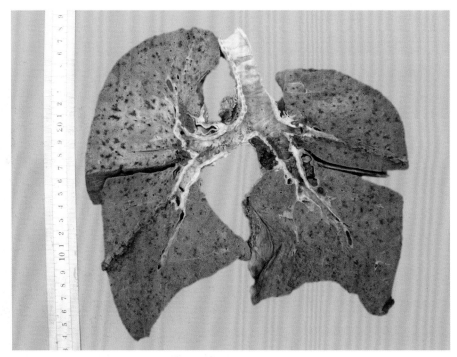

图 6-3　固定肺大体 0 位切面

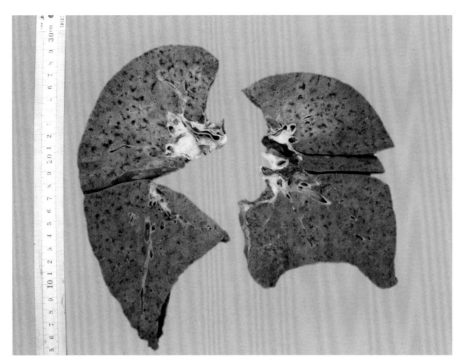

图 6-4　前 1 切面

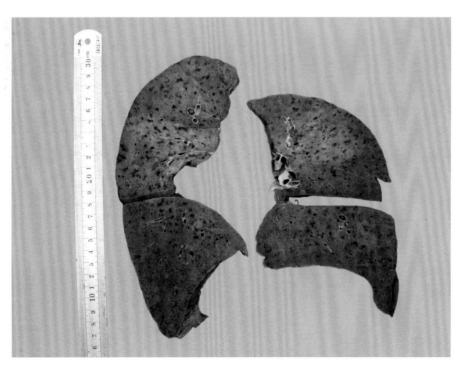

图 6-5　前 2 切面

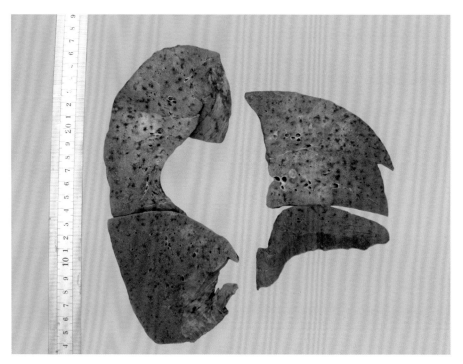

图 6-6　前 3 切面

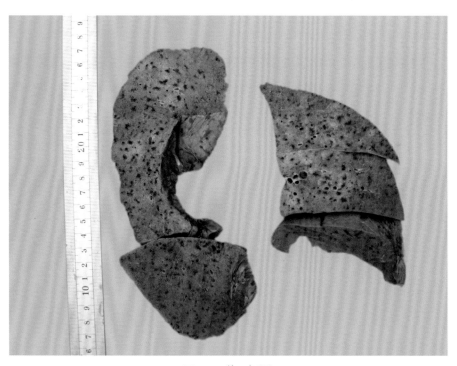

图 6-7　前 4 切面

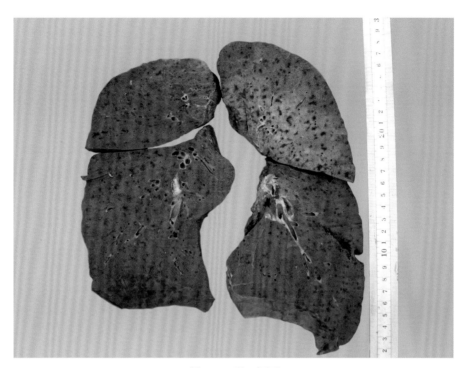

图6-8　后1切面

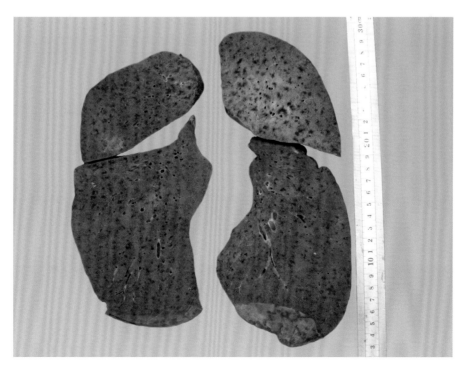

图6-9　后2切面

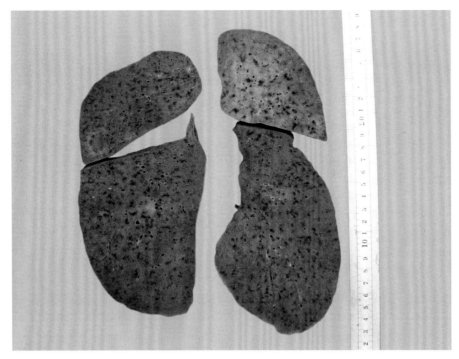

图 6-10　后 3 切面

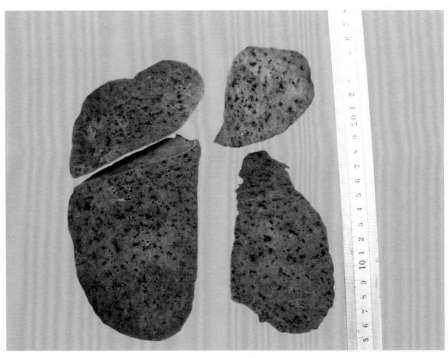

图 6-11　后 4 切面

【案例一　煤矽肺壹期】

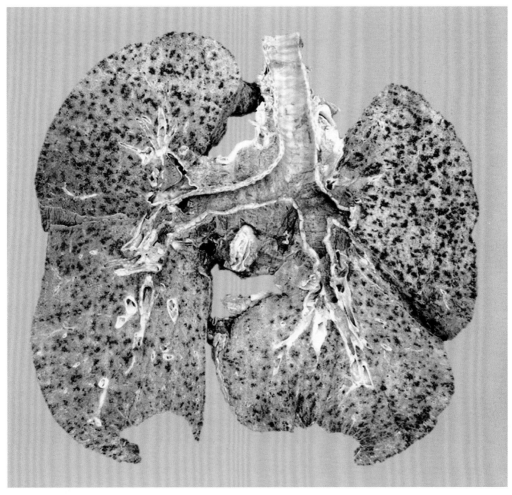

图 6-12　肺大体标本 0 位切面

肺切面见黑色尘斑,两上肺叶尤多见,部分尘斑伴有肺气肿,其间见黑色结节

职业史:井下采煤 23 年 11 个月。

检查所见:煤矽结节 10 个,尘斑 30%,弥漫性纤维化 15%。

原病理诊断:煤矽肺壹期。

综合评分法:10+15/1.25+30/1.5=42 分(煤矽肺壹期)

【案例二　煤矽肺壹期】

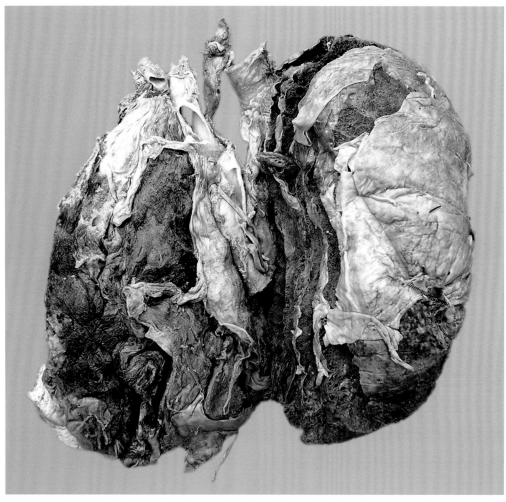

图6-13　肺脏固定标本

两肺胸膜增厚包裹，暴露部分黑色尘斑密布

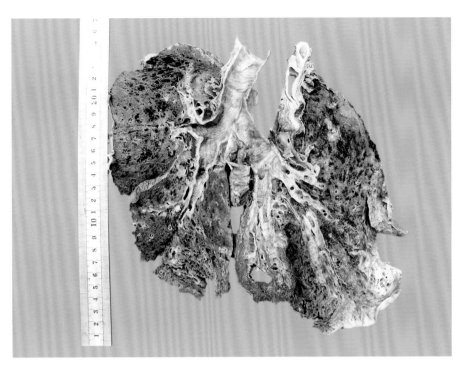

图 6-14　**肺大体标本 0 位切面**

左肺中上部尘斑密集,右上叶胸膜下尘性纤维化,呈蜂窝状。散在煤矽结节

职业史:采煤工,工龄 31 年。

检查所见:煤矽结节 15 个,尘性纤维化 10%,尘斑 20%。

原病理诊断:无尘肺病。

综合评分法:15＋10/1.25＋20/1.5＝36 分(煤矽肺壹期)

【案例三　矽肺壹期】

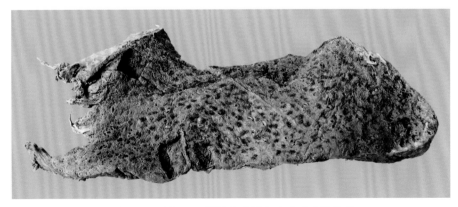

图 6-15　**肺切面示粟粒大小黑色尘斑或尘肺结节**

职业史:铁矿工,工龄 7 年 9 个月。

临床 X 线诊断:Ⅰ期矽肺。

检查所见：结节 14 个，尘斑约 25%。

原病理诊断：无尘肺。

综合评分法诊断：14＋25/1.5＝30 分（矽肺壹期）

【案例四　矽肺壹期】

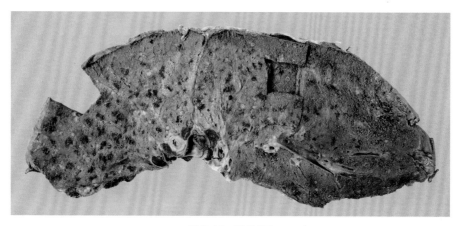

图 6-16　肺切面

可见少数绿豆大黑色矽结节

职业史：钨矿工 33 年，临床诊断：可疑矽肺。

检查所见：结节 23 个，尘斑 5%。

原病理诊断：Ⅰ期矽肺。

综合评分法诊断：23＋5/1.5＝26 分（矽肺壹期）

【案例五　矽肺壹期】

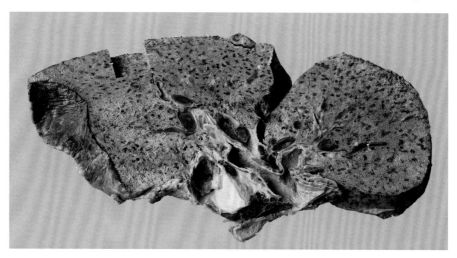

图 6-17　0 位切面

散布粟粒大左右孤立的黑色结节

职业史：钨矿工 20 年。

临床 X 线诊断：无尘肺。

病理检查所见：结节 32 个，弥纤约 5%，尘斑约 15%。

原病理诊断：Ⅰ期矽肺。

综合评分法诊断：32＋5/1.25＋15/1.5＝46 分（矽肺壹期）

【案例六　矽肺贰期】

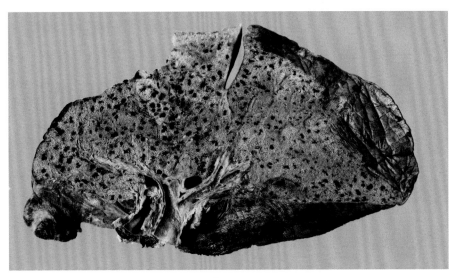

图 6-18　肺 0 位切面

有较多孤立的矽结节和尘斑，粟粒至绿豆大小，上叶较为密集

职业史：钨矿工 22 年。

临床诊断：Ⅰ期矽肺。

检查所见：结节 84 个，弥纤约 15%，尘斑约 25%。

原病理诊断：Ⅱ期矽肺。

综合评分法诊断：84＋15/1.25＋25/1.5＝113 分（矽肺贰期）

从验证案例看出，用综合评分法诊断和原《标准》法诊断的结果，大部分相互一致，也有不一致的，不一致表现在综合评分法诊断的诊出率比原标准高。一般出现在无尘肺升壹期或壹期升贰期。这是正常的现象，因为综合评分法将所出现的三种病变都计算在内之故。

（谢汝能　关砚生　苏　敏　邹昌淇）

第七章　十二种职业尘肺的病理特点

第一节　矽　　肺

矽肺（silicosis）是长期吸入结晶型游离二氧化硅粉尘引起的尘肺，是尘肺中发病最严重、最常见的尘肺之一。

病理特点：矽结节眼观呈圆形、灰黑色、质韧、直径 2～3mm。早期的改变是吸入肺内的粉尘粒子聚集并沉积在肺泡内和小血管及小支气管周围、胸膜下区淋巴组织，以及呼吸性细支气管壁上的肺泡和肺泡管。巨噬细胞及肺泡上皮细胞（主要是Ⅱ型上皮细胞）相继增生，肺泡隔开始增厚。聚集的细胞间出现网织纤维并逐渐转变成胶原纤维，形成矽结节。矽结节具有境界清晰的胶原核心，胶原纤维致密扭曲呈同心圆及漩涡状或毛线团状排列，纤维间无细胞反应。核心胶原纤维常呈玻璃样变性，偶见坏死或钙盐沉着。多数矽结节胶原核心外周由粉尘、尘细胞及成纤维细胞和胶原纤维形成完整或不完整的包绕（即外壳）。结节中心可坏死和钙化。偏光镜检查可见结节中有双折光的石英粒子。

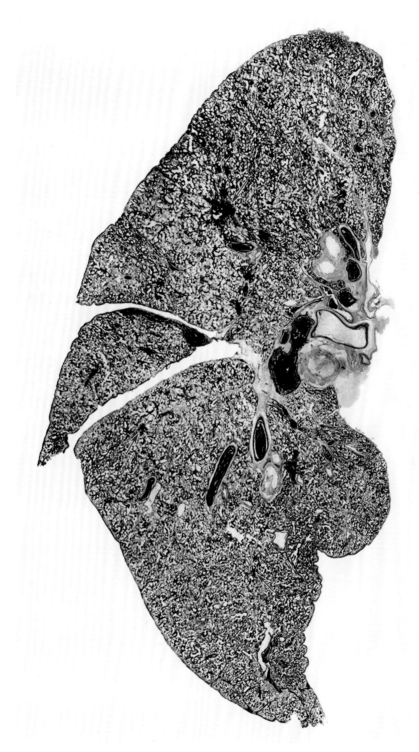

图7-1　矽肺　结节型　肺大切片
示右肺各叶可见散在的矽结节（红↗）（掘进工6年）

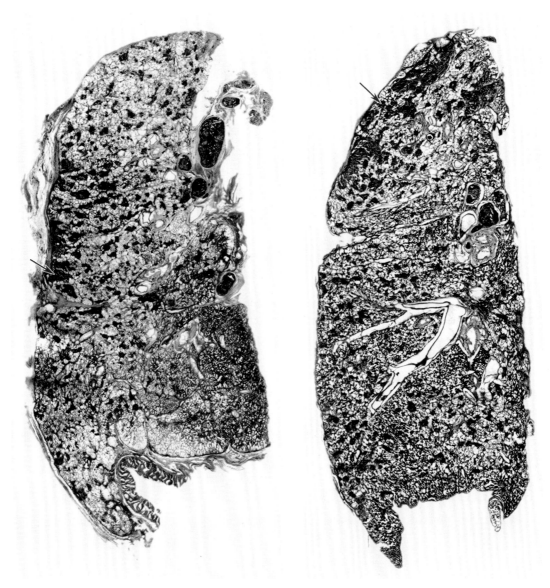

图 7-2 矽肺贰期 结节型 肺大切片
可见两肺胸膜下多数矽结节(红↗),其他处结节较少(煤矿岩石掘进工 7 年 9 个月)

混合尘结节的组织学特点与矽结节相似，不同点是没有典型矽结节胶原核心。

重度或晚期矽肺的特点是形成矽肺团块。组织学表现，一种为矽结节的融合形成团块，即结节与结节紧密镶嵌，轮廓清晰；另一种是几处弥漫性纤维化相联结形成团块。在团块病变中可以看到小支气管和小动脉被粉尘毁损的过程，可见腺样的无气肺泡和矽性肺泡蛋白沉积症改变。团块好发部位在2、3、4、6段支气管肺区。

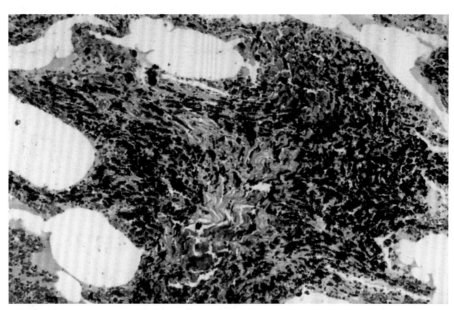

图7-9　混合性尘结节（电焊混合尘肺）
示不规则星状结节可见大量粉尘及胶原纤维增生和灶周肺气肿（船厂铆工32年　H.E.）

矽肺并发肺结核的概率非常高，此时可以出现结核结节和矽肺结核结节。矽肺结核结节应属于结合型，这种结节既有矽肺病变，又有结核病变，体积较大。其形态结构有的是在矽结节周边出现结核病变，两者融合成为较大的矽肺结核结节；有的矽结节中也可发生点状、曲折状或小片状干酪样坏死。外周常有纤维包膜，因此境界都较清楚。

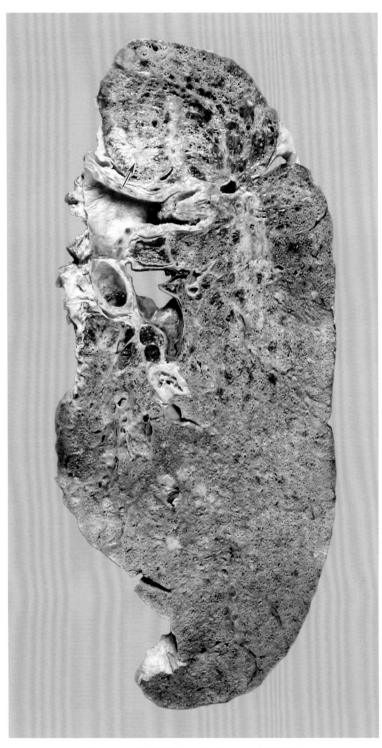

图 7-10　矽肺贰期合并结核　左肺纵切面
示散在矽结节及左上叶干酪性病灶（红↗）

第二节 煤 工 尘 肺

煤工尘肺(coal worker's pneumoconiosis，CWP)是指从事煤炭生产工人长期吸入作业环境空气中悬浮的煤矿尘所引起的职业病。我国煤工尘肺发病居各种尘肺病之首。

煤工尘肺包括吸入煤尘引起的**煤肺**和吸入煤与岩石的混合性粉尘引起的**煤矽肺**。

煤肺(anthracosis)是长期吸入煤尘(游离二氧化硅含量5%以下)引起的肺组织纤维化，肺内病变以尘斑及其灶周肺气肿为主。单纯煤肺多见于采煤工或选煤工、煤炭装卸工。病理类型属于尘斑气肿型尘肺。

煤炭生产主要包括井下采掘和露天采掘两种方式。井下作业大体分为掘进、打眼、放炮、运输、回采、充填等工种；露天采掘使用挖掘机、电铲等剥离煤层表面覆盖层，以露出煤层采煤。

煤尘斑是一种出现于肺表面或切面的一种黑色斑点，每个肺小叶可以多至5~6个，也可见之于胸膜层。常在小叶间隔与胸膜淋巴管的交汇处，形成条纹，因而在不同程度上显示肺小叶的轮廓。胸膜上的尘斑，略突出表面，质软，呈圆形、类圆形和不整形。大小不一，通常为2~3mm。有的可相互融合，形成10mm左右的黑斑。煤斑在肺切面上既不凸起，亦不下陷。

在全肺大切片中，肺内煤斑直径为1~5mm(多为2~3mm)，呈不规则形或星芒状。两肺对称分布，上叶下部较密集，中叶和下叶上部次之。煤斑周围有1~2mm的气腔，即灶周肺气肿。煤斑与灶周肺气肿是煤工尘肺的特征性病变，一般出现在第一级呼吸性细支气管部位。

镜下，煤尘沉积于胸膜内，胸膜下或胸膜与小叶间隔连接部位，主要由含尘巨噬细胞所组成，有网状纤维或少量胶原纤维穿行其间。我国尘肺病理诊断标准规定，胶原纤维含量低于50%的病灶为尘斑，若该粉尘以煤尘为主就称为煤斑。在纵剖面上，含尘细胞呈袖套样围绕于呼吸性细支气管和小血管周围，其中可见一些网织纤维，或少量胶原纤维。

肺门、气管旁和纵隔及支气管周淋巴结群往往肿大，质软，煤黑色。

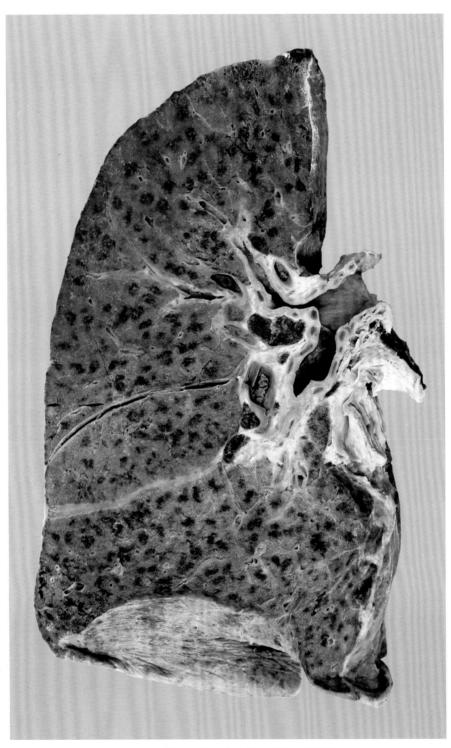

图 7-11 煤工尘肺 尘斑型 右肺大体切面
布满多数黑色尘斑,肺门淋巴结轻度肿大(铜矿工 13.5 年)

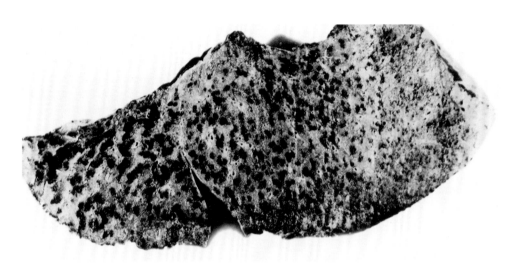

图 7-12　煤肺壹期　尘斑型
肺切面布满多数的煤斑（采煤工 13 年）

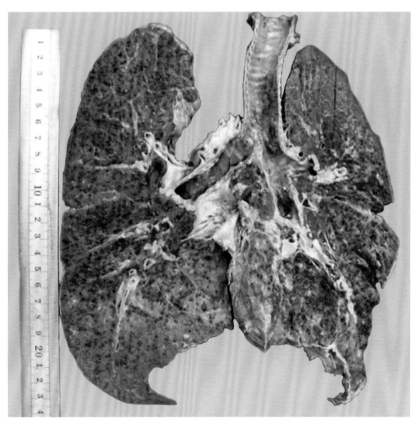

图 7-13　煤工尘肺贰期　尘斑型　肺大体标本 0 位切面
两肺密布黑色尘斑，面积占 75%（采煤工 20 年）

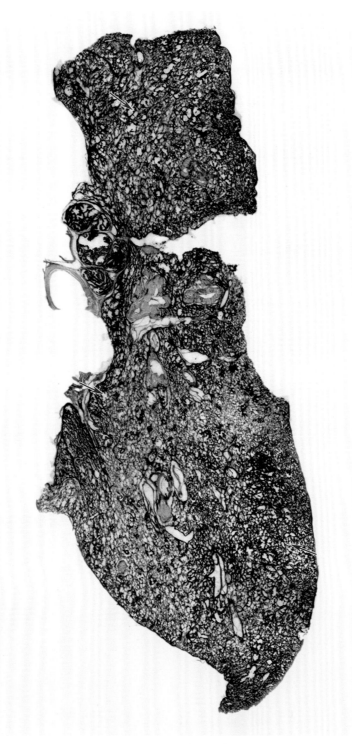

图 7-14　煤肺大切片

尘斑伴灶周肺气肿（红↗）（采煤 23 年）

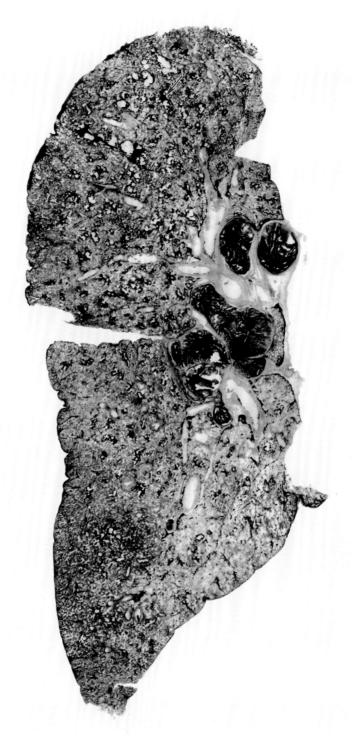

图 7-15　煤肺大切片

肺内尘斑气肿，以上叶多见（红↗），肺门淋巴结肿大（采煤工 32 年）

煤矽肺（anthracosilicosis）是长期吸入煤与岩石的混合性粉尘所致，肺内病变以煤矽混合结节为主，有时可见尘斑及进行性大块纤维化。主要见于生产硬煤和无烟煤工人。

煤矽结节，大小不一，边缘不整。典型的煤矽结节可清楚地分出两个不等比例的层次：中心区为玻璃样变的胶原纤维呈同心圆状排列或无序分布，少量煤尘沉积；外周带则由大量煤尘、含尘巨噬细胞、成纤维细胞、网状纤维和较细的胶原纤维所组成。外带煤尘多，中心煤尘少，这是煤矽结节的特点。多见于主掘及采煤混合工种工人。

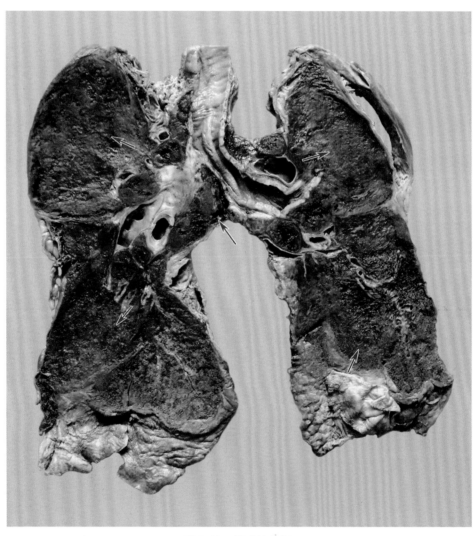

图 7-16　煤矽肺叁期
示两肺之大团块及肿大的淋巴结（红↗），左上胸膜增厚（井下采煤工 14 年）

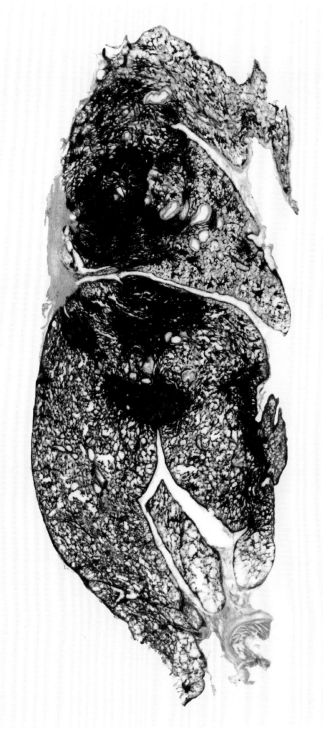

图 7-17 煤矽肺叁期 左肺大切片

肺组织中有若干大小不一的煤矽团块,胸膜增厚(井下采煤工 14 年)

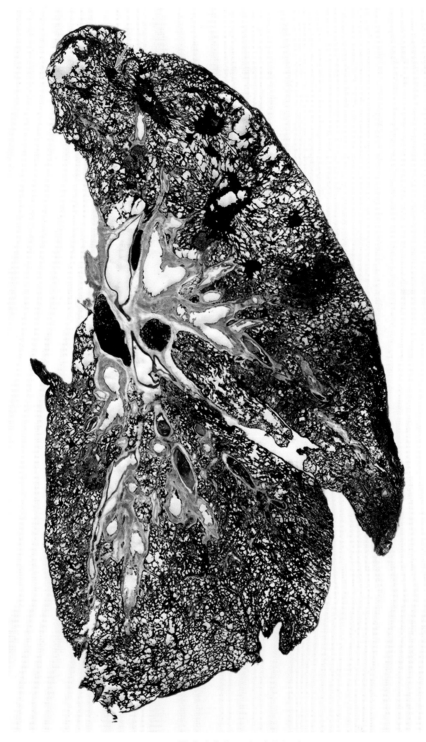

图 7-18 煤矽肺叁期 左肺大切片

见上叶煤矽结节（绿↗）及小片融合病灶（红↗），间质纤维化，肺门淋巴结肿大

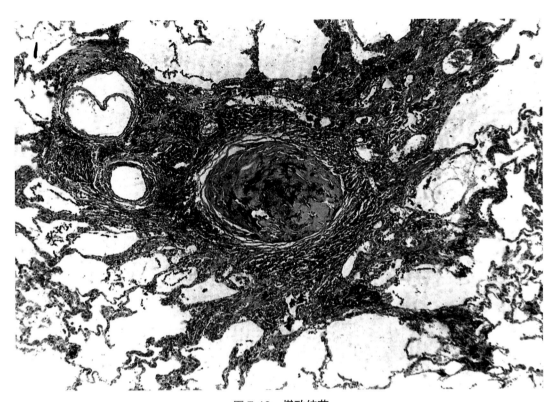

图 7-19　煤矽结节

示胶原纤维的核心及煤尘和胶原纤维构成的外周带（煤矿采煤工 16 年）【源自 GB 8783—88 标准】

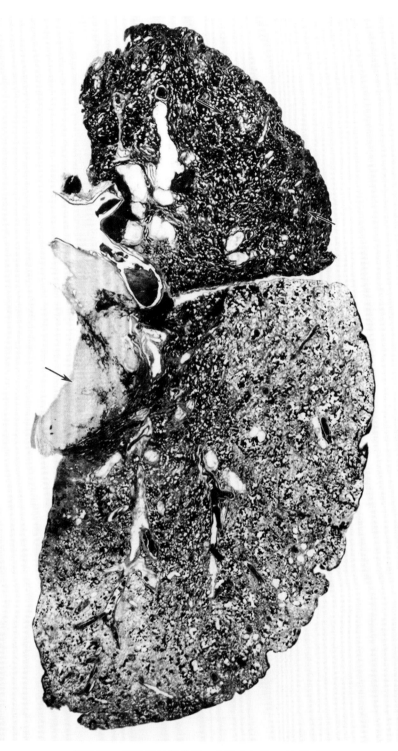

图 7-20　煤矽肺结核叁期　左肺大切片　结节型

示全肺分布有混合性结节及灶周肺气肿，上叶肺可见结节（红↗），肺门为原发性中央型肺癌（蓝↗）

（小窑背煤 34 年）

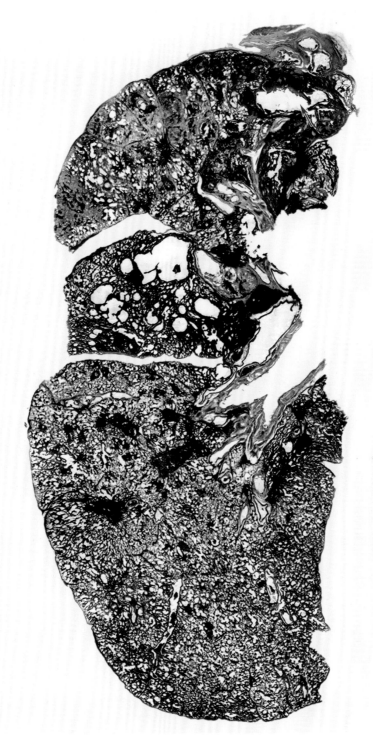

图 7-21 煤矽肺结核叁期 结节型

示多数煤矽结节及肺气肿，上叶结核病灶及胸膜下可见空洞（红↗）（煤矿采掘工 15 年）

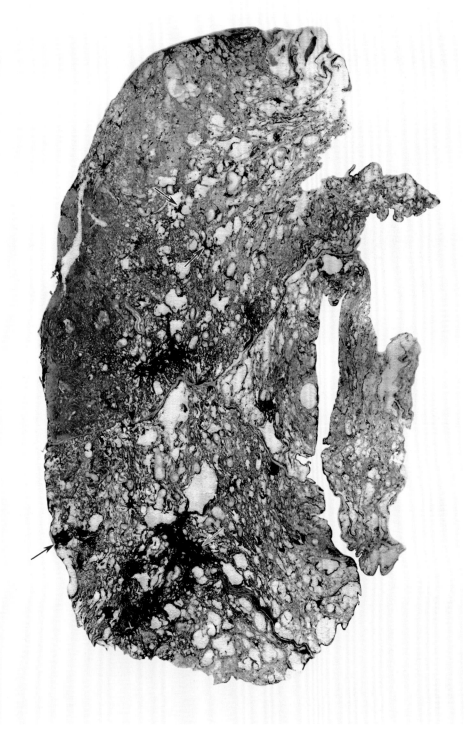

图 7-22　煤矽肺　右肺大切片

示肺内散在煤斑(红↗)和煤矽结节(蓝↗)，以及小片融合病灶(绿↗)

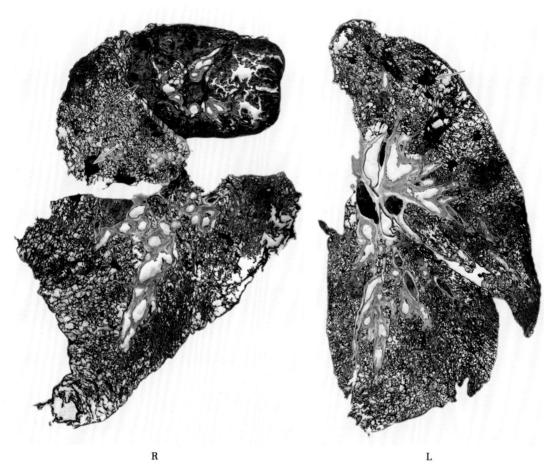

R　　　　　　　　　　　　　　　L

图 7-23　煤矽肺叁期　左右肺大切片

右上大团块占据上叶大部（红↗），其他为散在煤矽肺结节（绿↗）

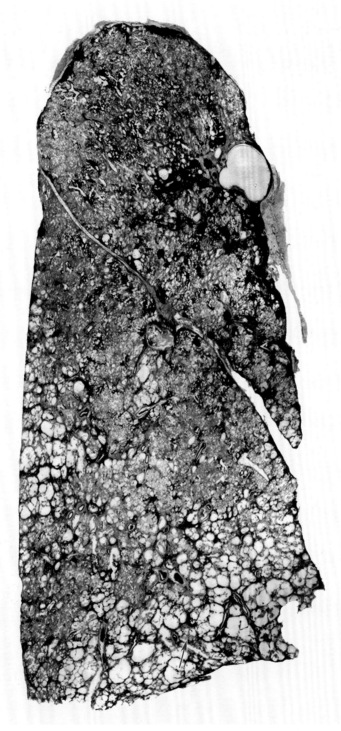

图 7-24　煤矽肺合并结核　左肺大切片
示肺内尘斑、煤矽结节及蜂房肺改变(红↗)

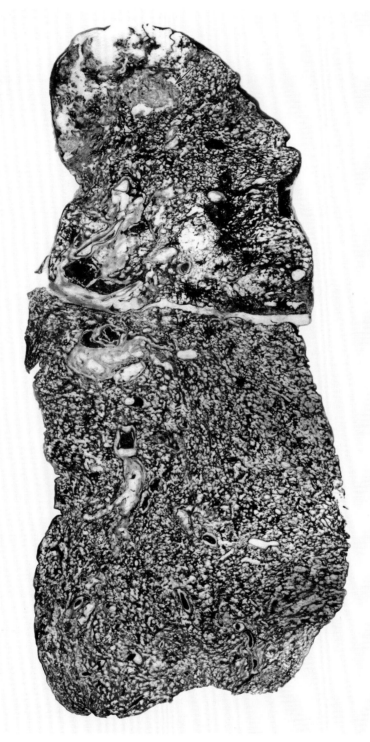

图7-25　煤矽肺合并结核　左肺大切片

示上叶散在煤矽结节及肺尖干酪性结核灶(红↗)

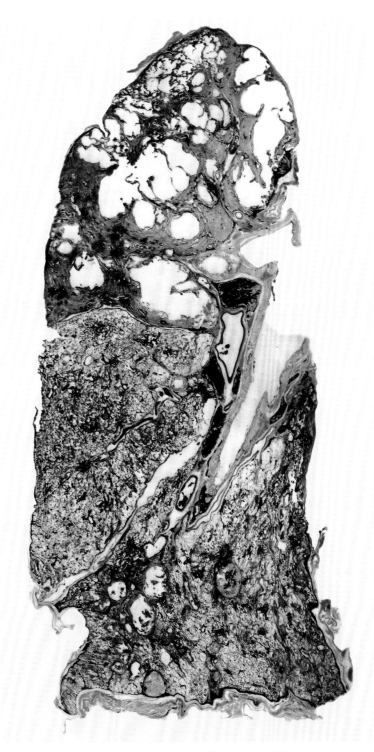

图 7-26　煤矽肺合并结核　右肺大切片

示上叶干酪性结核及蜂房肺,可见煤矽结节,中、下叶也有散在煤矽结节

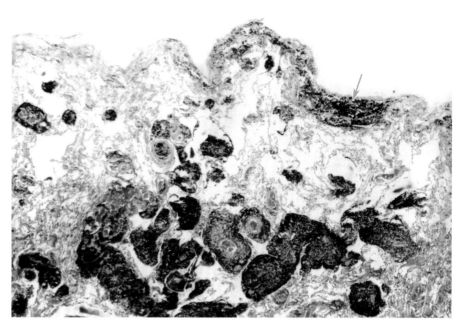

图 7-27　煤矽肺合并结核　结节型
示大量混合性煤尘病灶及气肿,胸膜下粉尘沉着及轻度纤维化(绿↗)
(小窑背煤 34 年　H.E.)【源自 GB 8783—88 标准】

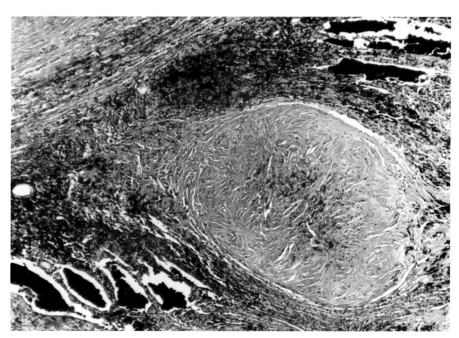

图 7-28　煤矽肺
镜下见典型煤矽结节,左下肺泡内充满煤尘(手捶背煤 18 年　H.E.)【源自 GB 8783—88 标准】

第三节 石 墨 尘 肺

石墨尘肺(graphite pneumoconiosis)是长期吸入较高浓度的石墨粉尘引起的尘肺。石墨尘肺为我国法定尘肺之一。石墨是自然界存在的单质碳,是一种银灰色有金属光泽的碳,呈4层六角形的层状晶体结构。比重2.1～2.3。按其生成来源,分为天然石墨和人造石墨(又称合成石墨或高温石墨)。广泛用于冶金、机械、电极、橡胶、染料、制笔、电刷,及国防工业等。

天然石墨广泛分布于火成岩、沉积岩及变质岩,如片麻岩、石英岩及大理岩中。矿石中石墨含量差异很大,一般在4%～20%,常混有一定量的游离二氧化硅和其他矿物质(游离二氧化硅含量在5%～49%)。天然石墨粉尘在肺组织引起的肉芽肿和间质纤维化,是由石墨本身引起的,而不是其中少量的SiO_2所致。但采矿工人由于吸入岩石粉尘也可致矽肺病。合成石墨是无烟煤或石油焦炭,在电炉中经2000～3000℃的高温处理制得,石墨含量在90%左右,游离SiO_2一般在0.1%以下。

病变特点:细支气管、肺泡、肺小血管周围有大量的石墨粉尘和含尘细胞的聚集,形成石墨粉尘细胞灶,灶的周围常可见到膨大气肿的肺泡。

石墨尘肺平均发病工龄为19年。临床症状与炭素尘肺病人相似,表现为气急、咳嗽、咳痰、胸闷、胸痛等。X线胸片主要表现,肺纹理增多、增粗、扭曲变形、结构紊乱及细网状影,有的出现直径在1～1.5mm的细小点状影。

目前,国内外仅有个别石墨尘肺的病理报告。主要表现为两肺可见多数1～5mm黑色尘斑,胸膜下多见。镜下,肺组织布有多数粉尘灶或纤维尘细胞灶,灶内仅有少量细小的网状纤维或胶原纤维及灶周肺气肿。常见于呼吸性细支气管、小血管周围及肺泡壁内的单纯石墨粉尘灶,可按尘斑气肿型石墨尘肺作出病理诊断。

第四节 炭 黑 尘 肺

炭黑是一种重要化工原料,主要应用于橡胶、颜料、塑料、冶金、印刷、合成纤维、电池、油墨等行业。炭黑尘肺(carbon black pneumoconiosis)为我国法定尘肺病之一。

炭黑为不溶性高分散度物质,粒径在10～500μm,在空气中以聚集体的形式存在。吸入炭黑尘能引起尘肺改变,但其致纤维化程度较轻。病人有咳嗽、气急、胸痛以及慢性鼻炎、咽喉炎等症状,X线表现肺纹理增多紊乱,常见细条状影。少数病例可见1～2mm针尖样的细小结节状影。

根据少数病例资料报道,人体炭黑尘肺病理改变有两种类型:

1. 单纯炭黑尘肺,表现为全肺有弥漫性黑色炭斑形成,大小在1～3mm,质软,脏层胸膜下多见,常见灶周气肿。镜下,主要在呼吸性细支气管和小血管周围有多数尘灶形成,形态不整,常向肺泡壁延伸。灶内胶原纤维稀少,伴局灶性气肿。肺间质血管及细支气管周围有套管状纤维尘灶散在。曾报道,炭黑尘肺亦有块状纤维化出现,可能与感染结核有关。

单纯性炭黑尘肺的病变与单纯煤肺基本相似,可按尘斑气肿型尘肺诊断标准进行病理诊断。

2.混合性炭黑尘肺,是指接尘工人同时或先后接触炭黑和含二氧化硅粉尘所致的尘肺。病理表现为全肺出现尘斑,质地较硬,1~5mm的混合性尘性结节及全小叶性或局灶性肺气肿,胸膜呈局限性增厚。本类尘肺可出现大块纤维化。此型尘肺可按混合性结节型尘肺作出病理诊断。

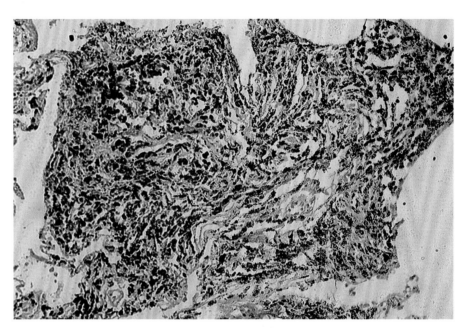

图 7-29 炭黑尘肺 结节型
示肺内粉尘纤维结节中胶原纤维超过 50%(炭黑工 18 年 H.E.×200)

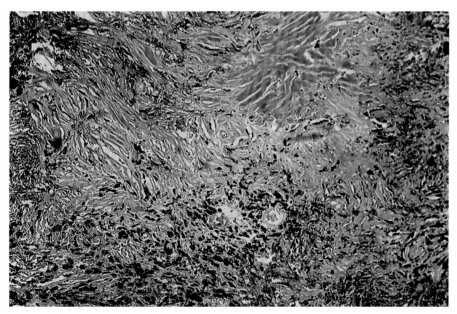

图 7-30 炭黑尘肺
肺门淋巴结内尘性病灶,出现大量胶原纤维(炭黑工 18 年 H.E.)

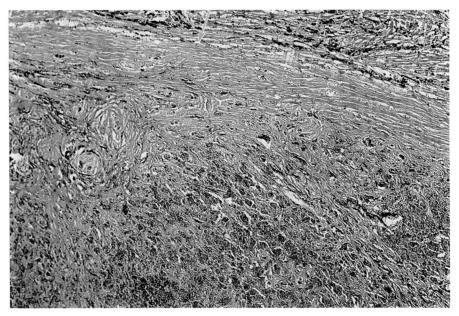

图 7-31 炭黑尘肺
胸膜下粉尘纤维结节及增生的胶原纤维,箭头示胸膜(绿↗)(炭黑工 18 年 H.E.)

第五节 石 棉 肺

　　石棉肺(asbestosis)是长期吸入石棉粉尘引起的慢性、进行性、弥漫性、不可逆的肺间质纤维化,常有胸膜斑形成和胸膜肥厚,有的病例可并发肺癌或恶性胸膜(腹膜)间皮瘤。

　　石棉为含有镁、铁、铝、钙等元素的纤维性硅酸盐。具有广泛工业用途。有两种类型:蛇纹石类石棉(温石棉)和闪石类石棉(青石棉和铁石棉等)。温石棉纤维短而细,柔软卷曲,适用于纺织;青石棉、铁石棉纤维粗、长、质硬,致癌性极强,国内外早已禁用。

　　石棉肺的病理特点:肺间质弥漫性纤维化,可见含铁石棉小体,及脏层胸膜肥厚,壁层胸膜形成胸膜斑。纤维化地区常可见蜂窝状的肺间质纤维化。

　　石棉小体:肺组织中长 $10\sim100\mu m$,粗 $1\sim5\mu m$,形如火柴状、棍棒状、哑铃状等。表面有铁蛋白沉积的石棉纤维称为石棉小体,经 HE 染色呈棕褐色,普鲁士蓝染色,呈蓝色阳性铁反应,其周围时可见到异物巨细胞。

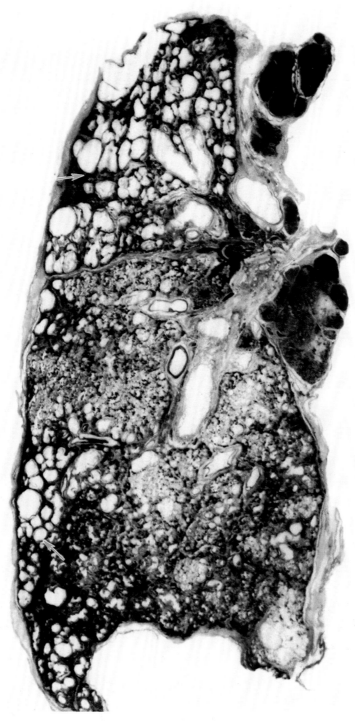

图 7-32　石棉肺　弥纤型　右肺大切片
全肺弥漫性间质纤维化,上叶及下叶呈蜂窝肺改变(绿↗)(石棉手选工 14 年)

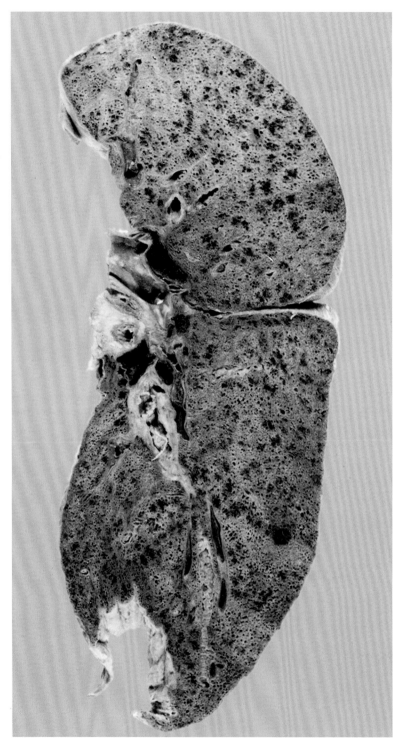

图 7-33　石棉肺壹期　弥纤型　左肺大体切面
全肺细网状弥漫性纤维化,上叶较多散在尘斑(石棉制绳工 18 年)

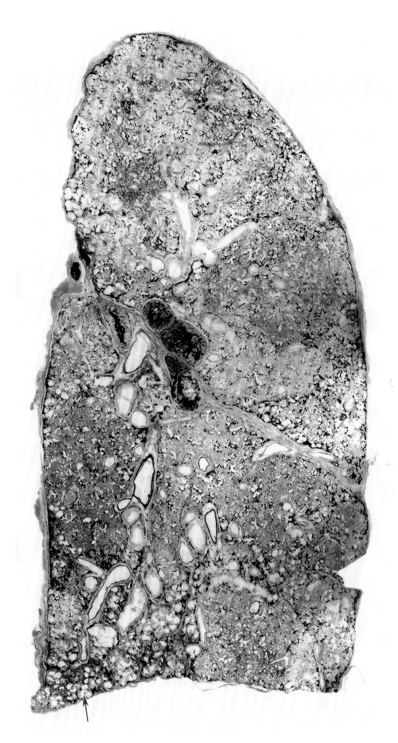

图 7-34　石棉肺　肺大切片
间质粉尘沉着及纤维增生,可见多数蜂房肺(红↗)(石棉手选工 14 年)

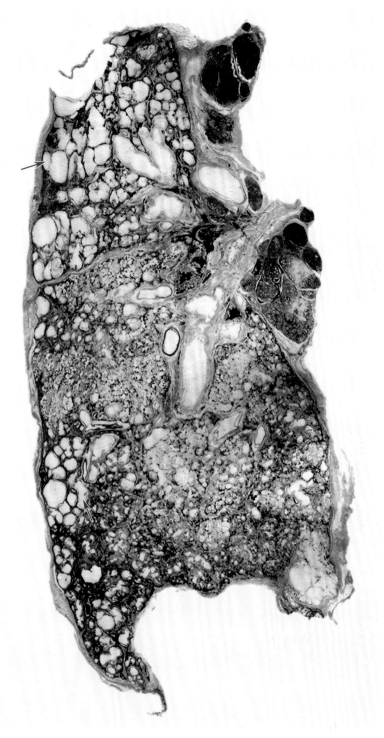

图 7-35　石棉肺　右肺大切片

整个右叶肺间质粉尘沉着及纤维增生，出现广泛的蜂房肺病变（红↗），胸膜轻度增厚

（石棉手选工 14 年）

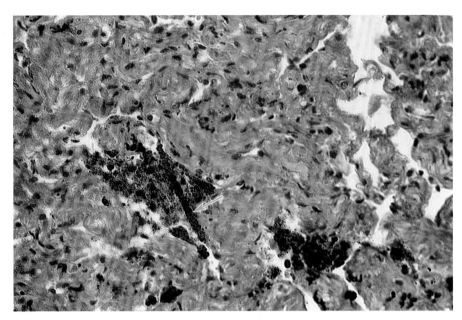

图7-36　石棉肺

肺广泛纤维化,肺泡腔闭锁,可见石棉小体(绿↗)(H.E.)

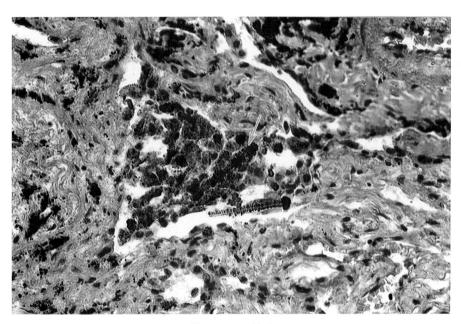

图7-37　石棉肺

示多个石棉小体成堆聚集(绿↗),肺泡腔闭锁、肺组织纤维化(H.E.×200)

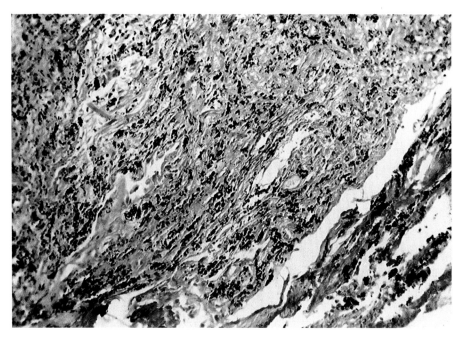

图 7-38　石棉肺

肺内成片的尘性胶原纤维增生及粉尘沉着(H.E.×100)

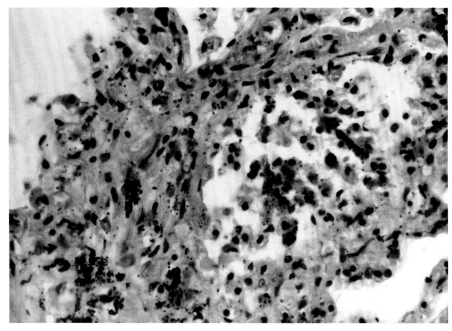

图 7-39　石棉肺

肺泡内棕褐色石棉小体及肺泡壁纤维化(H.E.)【源自 GB 8783—88 标准】

第六节　滑石尘肺

滑石为含水硅酸镁（$3MgO \cdot 4SiO_2 \cdot H_2O$），常含有一定量的闪石类石棉、二氧化硅、铁和镍等杂质。纯滑石为白色非纤维性，呈片层状晶体，易裂解为菲薄小片而柔软。广泛用于橡胶、建筑、纺织、造纸、涂料、雕刻、医药和化妆品生产，作为填料、滑润剂和绝缘材料等。一般化妆品、食品和医药工业上使用的滑石粉纯度达 90% 以上，其他用途的滑石则纯度不足 50%（其中混杂的纤维性粉尘——石棉或非石棉达 8%～30%）。

滑石尘肺（talc pneumoconiosis 或 talcosis）是因长期吸入滑石粉尘而引起的弥漫性肺间质纤维化的一种疾病，属于硅酸盐类尘肺。主要见于滑石开采、加工、贮存、运输和使用的工人。滑石粉尘致病能力相对较低，发病工龄多在 20～30 年。

滑石肺的发病取决于吸入的滑石粉尘的质量和个体差异。一般吸入含石棉或石英较多的滑石粉尘实际上属混合型尘肺，病变较重。在临床 X 线上可见中肺区的网状阴影和结节阴影，晚期可累及全肺，呈典型的弥漫性纤维化，或结节融合形成大块纤维化。并可见到钙化胸膜斑。大量吸入纯滑石尘引起肺的尘性改变程度较轻。工人暴露在滑石粉尘下发生尘肺的病例报告极为罕见。

滑石尘肺的病理改变包括三种：结节型病变、弥漫肺间质纤维化和异物性肉芽肿。

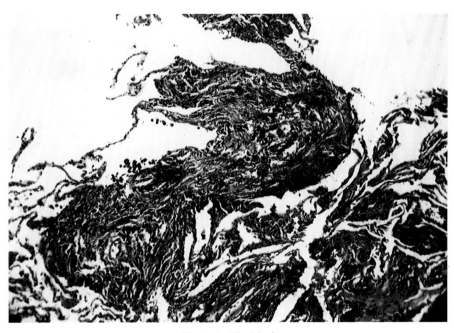

图 7-40　滑石尘肺
肺内出现大量胶原纤维组成的类结节（磨粉工 35 年　H.E.）

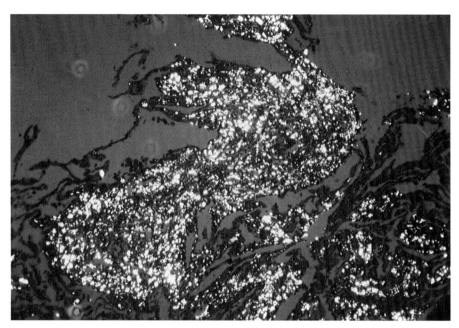

图 7-41　滑石尘肺（同图 7-40）

肺内出现大量胶原纤维组成的类结节，偏光镜下可见大量双折光阳性颗粒

（磨粉工 35 年　H.E.　偏光镜检查）

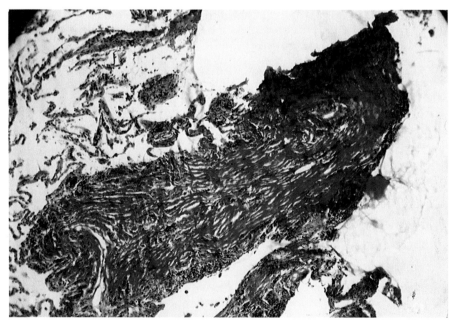

图 7-42　滑石尘肺

示肺内结节为大量增生呈黄红色的胶原纤维组成（磨粉工 35 年　V.G. 胶原纤维染色）

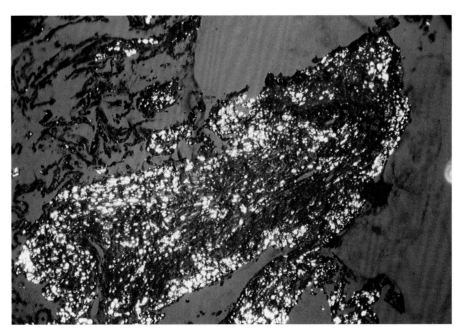

图 7-43 **滑石尘肺**(同图 7-42)

肺内出现大量胶原纤维组成的类结节,偏光镜下见大量双折光阳性颗粒

(磨粉工 35 年 V.G. 染色 偏光镜检查)

结节多见于呼吸性细支气管、小血管周围和胸膜下区,结节小而形状不规则,为走行不一的胶原纤维、粉尘和尘细胞所组成;弥漫性纤维化起始于呼吸性细支气管及其周围,并使肺泡和小叶结构进一步毁损;异物肉芽肿由上皮样细胞,异物巨细胞和成纤维细胞组成,外周可有少量淋巴细胞反应,常可检出双折射的针状滑石晶粒。此外,还可见巨噬细胞肺泡炎和肺泡上皮细胞增生,小动脉内膜炎,胸膜斑(或称滑石斑)和"滑石小体"(类似石棉小体的含铁小体)。当粉尘中含有较多游离二氧化硅时,可出现类矽结节的改变。

第七节 水泥尘肺

水泥为人工合成的硅酸盐。生产原料主要为石灰石,还有黏土、煤灰、铁矿粉、矿渣、石膏、砩石、页岩等成分。水泥生产可以分为生料和熟料两大工序。前者包括原料混合和烘干,后者包括煅烧,磨粉,水泥成品包装。

水泥尘肺(cement pneumoconiosis)是长期吸入水泥粉尘而引起肺部弥漫性纤维化的一种疾病,属于硅酸盐类尘肺。发病工龄一般在 20 年以上,最短为 10 年。

水泥尘肺病理特点以尘斑及其灶周气肿为主要的改变,并有间质纤维化,或尘斑和胶原纤维共同形成的大块病灶。

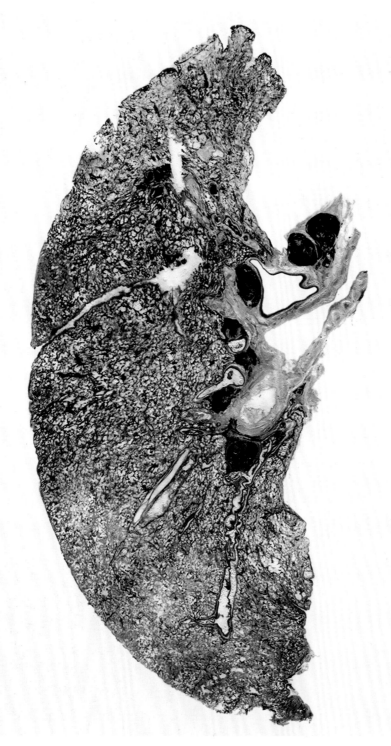

图 7-44　水泥尘肺叁期　右肺大切片

肺组织可见多数尘斑气肿及间质纤维化,支气管旁淋巴结肿大(水泥厂制成车间水泥包装工 13 年)

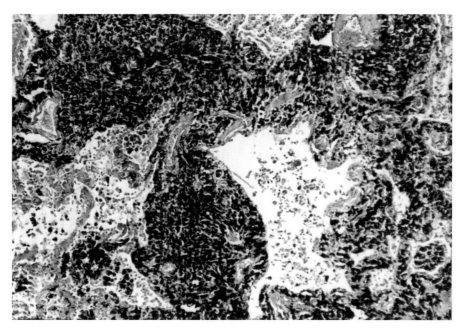

图 7-45 水泥尘肺壹期 弥纤型

呼吸性细支气管壁尘斑与肺间质纤维化,支气管腔内脱落肺泡上皮及炎症细胞

(水泥合灰 22 年 H.E.)【源自 GB 8783—88 标准】

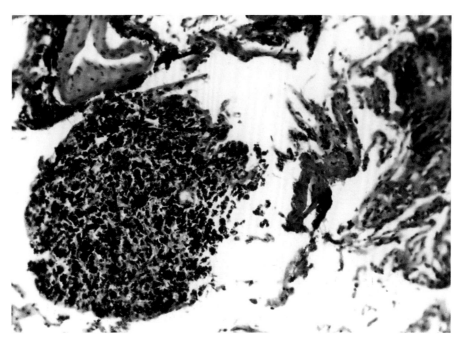

图 7-46 水泥尘肺壹期 结节型

肺内血管旁粉尘纤维灶(水泥工 14 年 H.E.×100)

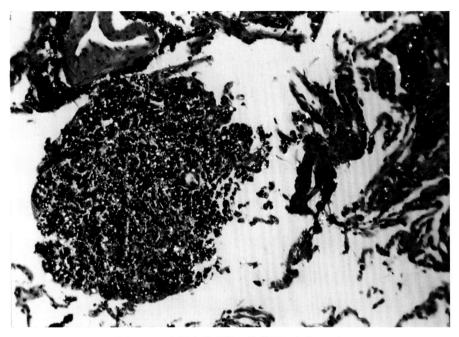

图 7-47　水泥尘肺壹期　结节型（同图 7-46）

示肺内血管旁粉尘纤维灶中,可见大量双折光的颗粒（水泥工 14 年　H.E.×100　偏光镜检查）

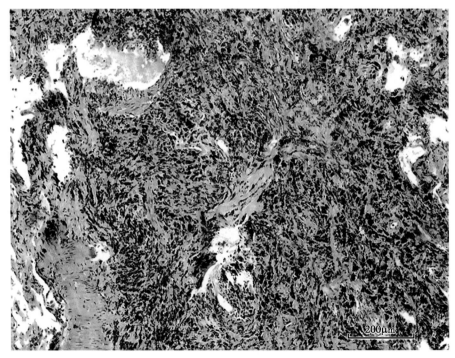

图 7-48　水泥尘肺叁期

尘性结节由胶原纤维和夹杂的粉尘构成（水泥厂原料磨工 17 年　H.E.）

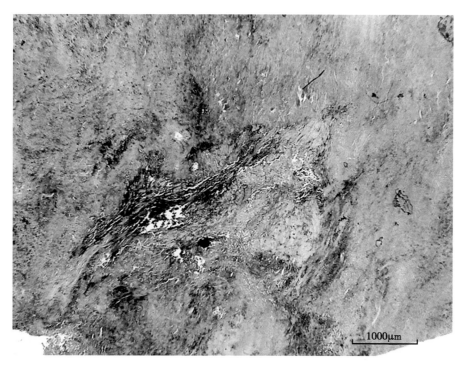

1000μm

图 7-49 水泥尘肺叁期

肺内块状纤维化,肺组织结构消失,为粗大的胶原纤维与粉尘相间杂取代

(水泥厂生料磨工 17 年　H.E.)

第八节　云 母 尘 肺

　　云母是复杂的含铝硅酸盐类。有白云母(又称钾云母)、黑云母(又称铁镁云母)、金云母等品种。其物理特性为易剥离成薄片状的晶体结构,柔软,富于弹性,耐热和绝缘性能。广泛用作工业填料、隔热和绝缘材料。

　　长期接触高浓度云母粉尘的工人可引起云母尘肺(mica pneumoconiosis)。云母为钾镁锂铝等的铝硅酸盐,云母尘肺属硅酸盐尘肺。

　　其临床表现类似石棉肺,但症状轻而进展缓慢。

　　云母尘肺的病理改变与石棉肺类似,表现为不同程度的弥漫性间质纤维化,伴有酷似石棉小体的含铁小体,称为"云母小体"的形成。胸膜下和肺泡内可见含尘的巨噬细胞肺泡炎,伴肺泡隔增厚,巨噬细胞吞噬云母粉尘和多核异物细胞形成的异物肉芽肿;以及位于胸膜下及细小支气管、血管周围的粉尘纤维结节。病灶内可检出双折射的纤维状、片层状和颗粒状云母粉尘(经 X 线能谱分析证实为白云母)及分节状含铁云母小体。

第九节　陶 工 尘 肺

陶土又称粘土,或高岭土,或瓷土,其主要成分是含水硅酸铝($Al_2O_3 \cdot 2SiO_2 \cdot 2H_2O$)占90%以上。但陶土矿中往往含有少量云母(约占2%)和长石、石英等杂质,其中游离二氧化硅含量不等(4.8%～23.1%),结合硅含量一般在60%以上。故陶土尘肺属硅酸盐肺,主要见于陶土采矿工、陶瓷工和其他使用陶瓷的各工种。

成品陶土广泛用于陶瓷、造纸、涂料、水泥、肥皂、牙膏和医药等工业。

长期大量吸入陶土粉尘可致陶工尘肺(potter's pneumoconiosis)或高岭土尘肺(kaolin pneumoconiosis)。

临床上,单纯性尘肺阶段一般症状不明显,晚期病人由于肺组织广泛纤维化或大块纤维化及代偿性肺气肿,容易并发肺心病。临床X线大多表现为不规则小阴影,团块影类似煤工尘肺所见,多位于中上肺区。

病理特点:肺胸膜显著纤维性增厚或粘连。表面和切面可见浅灰或灰黑色尘斑和结节,直径1～5mm,多分布于两肺中上区,密集处呈融合倾向。重症者肺内形成类似煤工尘肺的大块纤维化,黑色、实韧,常因缺血坏死而液化呈糊状,排空后形成空洞。其余肺组织往往同时存在程度不等的弥漫性纤维化和代偿性肺气肿。肺门淋巴结肿大,切面灰黑实密。

镜下单纯性陶土尘肺病变主要为尘斑,混合尘结节和肺泡隔纤维性增厚,以及小支气管、血管周的尘性弥漫性纤维化。尘斑和结节多位于呼吸性细支气管部位和胸膜下区,呈星芒状或不整形,由粉尘、尘细胞和网状纤维及胶原纤维不规则交织而成,伴有灶周性肺气肿。同时吸入含石英粉尘的陶工尘肺,可在肺内和肺门淋巴结内见到典型的矽结节。团块状病变由大量粉尘堆积和弥漫交织的胶原纤维构成,可见闭塞的小动脉。曾报道,一例陶工尘肺死者肺内陶土粉尘量多达20～40g。

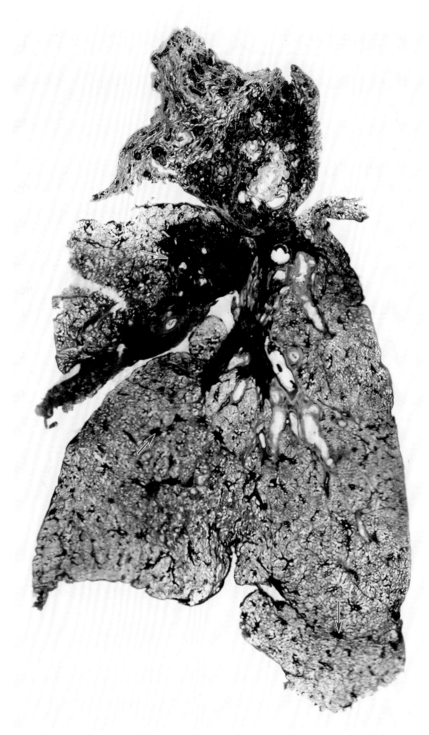

图 7-50 矽肺叁期 右肺大切片

示多数散在尘斑及矽结节（红↗）及中叶小团块（绿↗）（陶瓷厂混合工 23 年）

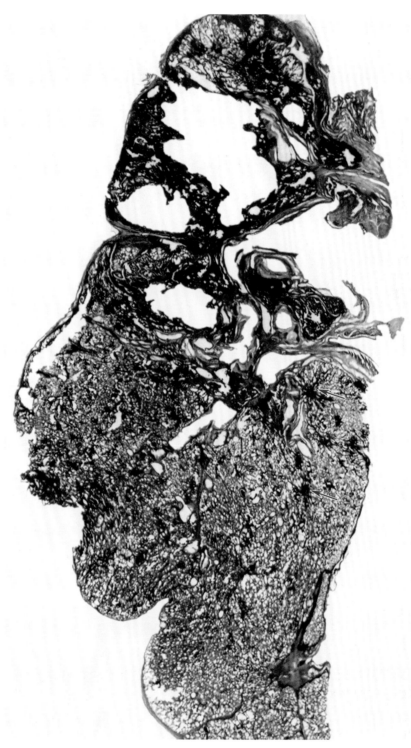

图 7-51　陶工尘肺叁期　弥纤型　右肺大切片

示上叶及下叶上部大块纤维化及肺组织坏死后尘性空洞,肺间质纤维化及散在混合结节(红↗)

(耐火粘土粉碎 13 年)

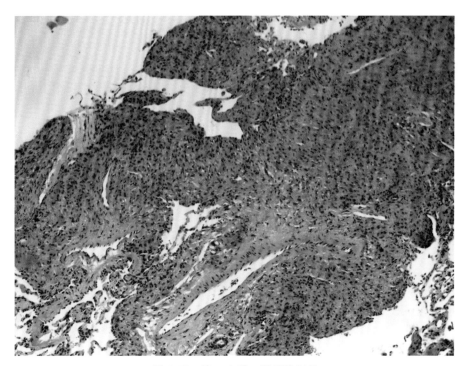

图 7-52　陶工尘肺　肺活检切片

肺间质纤维化及炎细胞浸润,左下为残留的血管和支气管,黏膜上皮增生(H.E.×100)

第十节　铝　尘　肺

铝尘肺(aluminum pneumoconiosis 或 aluminosis)包括金属铝尘肺、氧化铝尘肺或铝矾土尘肺,是工人在生产氧化铝、金属铝粉及铝材加工过程中长期吸入铝或氧化铝粉尘所引起的尘肺。

它们的临床症状基本相同,包括咳嗽、咳痰,常伴气胸,体征少。X 线胸片两肺呈弥漫网影,晚期可有大泡气肿和蜂房变。

一、金属铝尘肺病理改变

大体:肺表面呈灰黑色,有散在黑色、圆形尘斑,直径1～5mm,以 2～3mm 者居多,不硬,一般不隆起于肺胸膜表面。胸膜轻度增厚,严重病例胸膜可显著增厚,出现局限性胸膜粘连或肺大泡。支气管肺淋巴结呈黑色,轻度肿大。肺切面尘斑较为密集,较大尘斑常见扩大的灶周气肿。有的病例肺边缘带的气肿呈明显肺大泡,并有致密纤维化网架,以两肺上叶病损更明显。

　　镜下：黑色粉尘颗粒沉着于呼吸性细支气管、肺泡道和肺泡内，以及小血管周围，形成尘细胞灶。较大尘细胞灶有网状纤维与少量胶原纤维增生。部分呼吸性细支气管扩大，形成小叶中央型肺气肿。严重病例肺泡上皮增生、化生或脱落，肺泡壁纤维组织增生，形成较大面积的弥漫性纤维化。这种变化可能是铝尘损伤肺泡上皮细胞，形成脱屑性肺炎的结果。支气管肺淋巴结粉尘沉着，少量纤维组织增生。肺组织粉尘分析含铝量可以超过正常20倍以上。

二、氧化铝（或铝矾土）尘肺病理改变

　　大体：两肺病变与金属铝尘肺类似。

　　镜下：胸膜下肺泡扩张破裂，形成大小不等的气腔。是临床病人主诉呼吸困难与自发性气胸的病理基础。肺泡壁纤维性增厚，小血管与细支气管周围大量粉尘与尘细胞沉积，伴纤维组织增生。氧化铝尘肺的病理学特点是非结节性弥漫性纤维化与肺气肿。

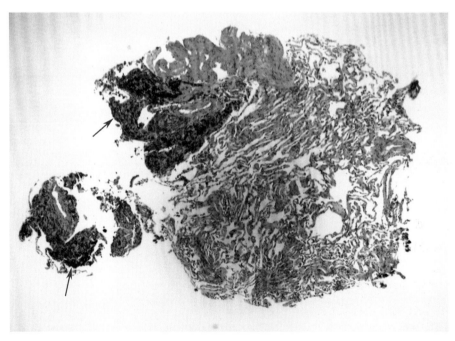

图 7-53　混合性铝尘肺　肺活检切片
可见粉尘纤维灶（红↗）（切割铝条 8 月，筑路 20 年　H.E.×40）

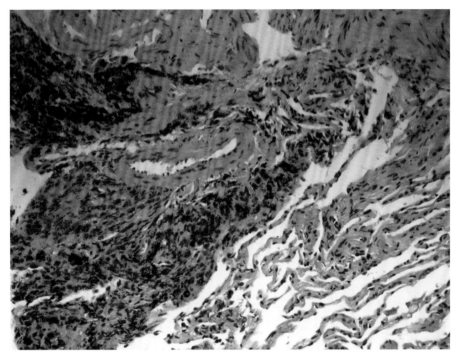

图 7-54　混合性铝尘肺（图 7-53 放大图）
示血管周粉尘沉着及纤维化（切割铝条 8 月，筑路 20 年　H.E.×200）

第十一节　电焊工尘肺

电焊烟尘是在施焊过程中金属物质蒸发，迅速氧化和冷凝后，生成的混合尘。其成分主要来自电焊条的药皮和焊芯，来自金属母材只占 10%～20%。烟尘成分含 20 种以上元素，但主要是铁、锰、钙、铝、镁、硅等。还有氟化物（NaF，KF，CaF$_2$）。不锈钢焊条的烟尘中还有铬、镍、镉等。电焊工尘肺（welder's pneumoconiosis）是工人在生产中长期吸入高浓度电焊烟尘所引起的职业性尘肺病。电焊工尘肺是以氧化铁为主的多种金属粉尘，硅和硅酸盐，以及氮氧化物等多种物质长期共同作用的结果。

病理改变

电焊工尘肺的病理特点是肺内末梢气道的电焊烟尘沉着，并形成粉尘性病灶（尘斑或结节）和肺间质的尘性纤维化。但不出现典型的矽结节或石棉肺的弥漫性间质纤维化的病理改变。尘性病灶（尘斑或结节）的存在，和肺间质粉尘沉着及纤维化是病理诊断电焊工尘肺的主要依据。

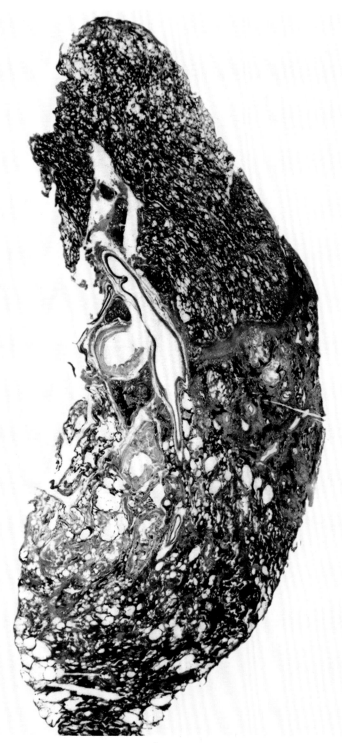

图 7-55 电焊工尘肺贰期 弥纤型（2级） 左肺大切片
肺内散在多数尘斑及灶周气肿、混合性结节，间质普遍纤维化（船厂电焊工 26 年）

第十二节 铸 工 尘 肺

铸造工艺产生的粉尘危害主要工种是配砂、造型、落砂和清砂。由于生产岗位不同,接触的粉尘种类和浓度不同,肺脏病变的类型和程度也不一致。铸铁的砂型多用河砂和少量粘土、碳粉等混合而成,游离 SiO_2 含量在 40%～70%;铸钢的砂型须用石英砂,游离 SiO_2 高达 90% 以上。尤其当高温的钢水浇注时,将砂型表面的部分熔融石英砂与铸件牢固粘结,形成"包砂"现象。风铲清理时产生大量分散度很高的矽尘,其致纤维化作用很强。严重者 6 个月～1 年即可发病,通常为 10～20 年。

铸工尘肺(founder's pneumoconiosis)是从事铸造作业工人发生的尘肺。多见于铸钢或铸铁的生产工人。

病理改变

铸工尘肺的病理改变分为两种类型:铸铁工发生的尘肺一般属于尘斑型尘肺;铸钢工多为混合性尘肺,少数表现为结节型矽肺。

大体: 肺表面有程度不等的尘斑、结节,呈弥漫散在分布或互相融合。切面可见矽结节或混合尘结节,也可出现团块状纤维化。铸铁工尘肺一般肺气肿较明显,呈小叶中央型或大泡性肺气肿,有时出现蜂窝肺。肺门淋巴结不同程度肿大,黑色,质地稍软,重者则变硬。铸钢工病变更为明显,肺门淋巴结内可见到典型矽结节。

镜下: 肺内病变主要位于呼吸性细支气管、细支气管和小血管周围出现大量的尘斑,伴有不等量的网状纤维和胶原纤维增生及小叶中央型肺气肿。有时可见混合尘结节或典型矽结节。偏光显微镜检查常可见双折光的石英颗粒。肺门淋巴结内大量黑色粉尘沉着,伴程度不等的纤维化,轻者仅有少量纤维增生,疏松散在;严重者呈片状,或出现典型矽结节。

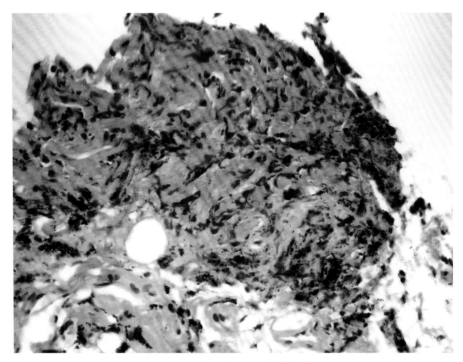

图 7-62 铸工尘肺 肺活检切片

粉尘纤维结节,可见褐色粉尘及粗大胶原纤维(造型工 32 年 H.E.)

（邹昌淇 谢汝能 苏 敏 关砚生 马国云）

第八章　尘肺组织病理活检

　　小片尘肺组织活检能确定是否为粉尘性病变,但不能评估肺部病变范围,不宜仅凭此病理学的发现诊断尘肺病。但是,一些镜下尘肺组织的特殊病理改变,如矽结节、石棉小体、特殊染色以及偏光显微镜检查发现石英颗粒,对尘肺病的诊断具有非常重要的参考意义。

第一节　肺组织活检途径及操作

一、经支气管镜肺活检(transbronchial lung biopsy,TBLB)

　　弥漫性肺部病变的 TBLB:一般选取右肺下叶外基底段或后基底段作为活检靶区。将纤维支气管镜插至段或亚段支气管口时,通过支气管镜的活检通道,助手将活检钳送至相应段支气管并缓慢推进,如遇到阻力且活检钳深度足够时,停止推进,并将活检钳后退1~2cm,嘱病人深吸气,在深吸气末打开活检钳,并向前推进至遇到阻力,一般推进约1cm。再嘱病人深呼气,深呼气末关闭活检钳,钳取肺组织。活检时如病人感到胸痛,可能活检钳触及胸膜,此时后退1~2cm,轻轻旋转并稍加压力,重复前面步骤。如在 X 线透视引导下进行,可减少气胸并发症。

　　周边型病变肺活检宜在 X 线透视引导下进行:术前根据 X 线胸片或胸部 CT 确定病变所在部位。将支气管镜伸至病变所在段支气管开口,并将活检钳伸至病变所在部位,在 X 线透视引导下,转动体位,多轴透视,对准病灶无误后,张开活检钳,推进少许,在呼气末关闭活检钳,缓慢退出。如无明显出血倾向,同样方法取肺组织4~6块。并将活检钳缓慢退出。

二、经皮肺切割针活检术(percutaneous lung biopsy)

　　术前根据 X 线胸片和胸部 CT 确定肺内病变位置,选择距离肺内病灶最短并避开骨骼的胸壁部位为穿刺点予以标记。术时采用仰卧位或俯卧位,普鲁卡因或利多卡因局部浸润麻醉,将活检针拉开针芯,使针芯在套管内。将影像监测的病灶深度用定位套固定在外套管针相应深度的刻度上,在 X 线透视或超声诊断仪或 CT 扫描介导下,将活检针循局麻针孔插入胸壁,针尖达胸膜前令病人屏住呼吸,迅速进针至病灶边缘,将针芯向前推进入肿块实质内。嘱病人再次屏气,按动针柄末端弹簧柄,外套管即射入,外套管的迅速冲击作用与针芯扁平槽相切取得组织并保护在槽内。拔针,拉开针柄弹簧,将针芯向前推进暴露扁平槽,即见槽内有一 2cm×1cm 条形组织标本。

　　此法取得标本较大,但损伤大,容易发生气胸、出血等并发症。

三、电视辅助胸腔镜肺活检术（video-assisted thoracoscopic surgery，VATS）

病人取侧卧位，弥漫性肺疾病一般在腋中线第五或第六肋间做术中第一个小切口，用于插入内镜套管，并经套管置入胸腔镜。在监视器显示下选择其他器械操作切口并置入套管，其中一个切口应接近病变，便于术中探查或备用转开胸手术，3个切口构成三角形，并保持一定距离以防器械碰撞影响操作。

VATS下仔细观察，在病变最明显的部位从一个操作套管用内腔镜抓钳或卵圆钳提起肺组织，经另一端套管用内腔镜缝合切开器性肺楔形切除术，将肺组织切除后，创面缝合用电凝或氩气刀止血。根据创面渗出情况和切除部位放置胸腔引流管。

四、开胸肺活检（open lung biopy，OLB）

对于弥漫性间质性肺疾病病人，经临床、体格检查、肺功能检查、影像学检查、支气管肺泡灌洗，经支气管肺活检仍不能确定诊断，病情持续恶化，这应积极推荐开胸肺活检。

第二节　病例举例

【病例1】

临床资料：

男性，38岁，体检发现两肺广泛结节样改变。

胸部CT及胸片：两肺广泛分布小结节影。病人否认既往粉尘作业史。

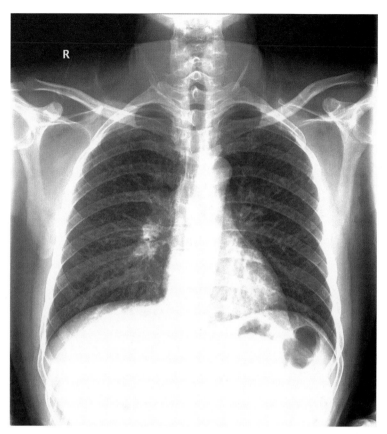

图 8-1　胸部胸片

两肺广泛分布小结节影

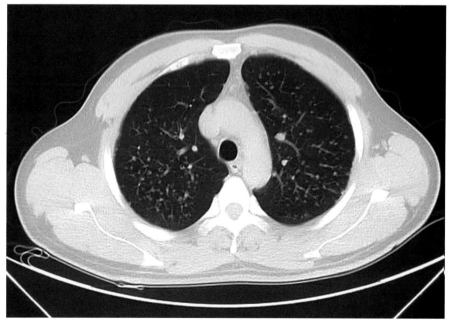

图 8-2　胸部 CT

两肺广泛分布小结节影

　　职业史：某港资拉链厂镀色工，接触化学物。

　　入院诊断：两肺异影性质待查。

　　病理学检查：肺组织可见多个结节样改变，较多粉尘沉积，偏光镜检查晶粒阳性(++)。

　　反复追问粉尘接触史，病人承认曾在江西某矿山从事矿石破碎工作5年，住院期间由于担心失去当时的工作不愿承认粉尘作业史。

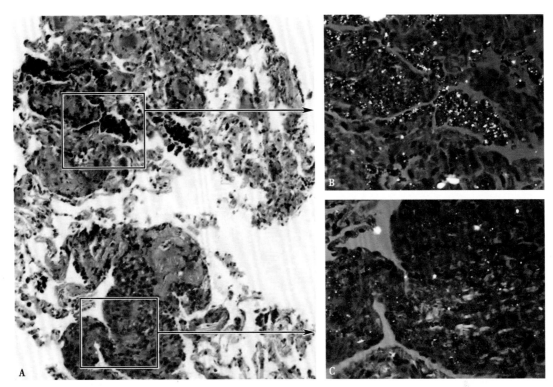

图 8-3　病例 1　活检组织病理镜下图

A. 可见多个结节及较多粉尘沉积(H.E.×100)；

B. 偏光镜下粉尘沉积处可见灰白色、中等亮度、针尖样折光颗粒；

C. 偏光镜下胶原纤维红色折光

【病例2】

临床资料:

男性,45岁,粉尘作业离岗职业健康检查发现两肺异常阴影。用人单位未进行上岗前和在岗期间职业健康检查。

胸部平片及CT片:两肺广泛分布小结节影。

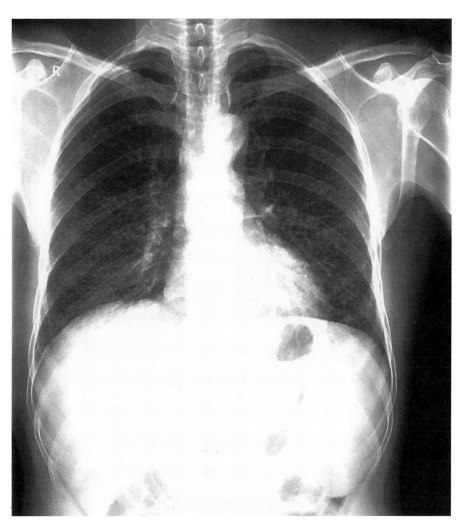

图8-4　胸部胸片

两肺广泛分布小结节影,p/q小阴影,总体密集度2级,6个肺区

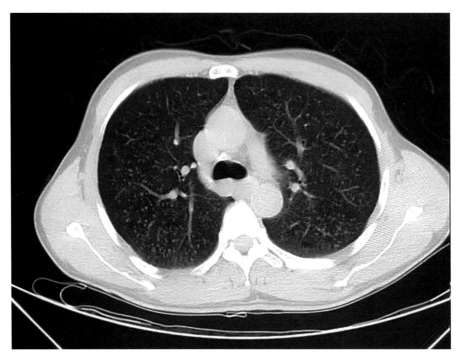

图 8-5　胸部 CT

两肺广泛分布小结节影,显示两肺粟粒结节影

职业史:1986—2000 年在煤矿工作井下做过掘进、采煤工作。

入院诊断:两肺异影性质待查。

病理学检查:细支气管及小血管周边多量黑色粉尘沉积,肺泡间隔增宽,纤维细胞及胶原纤维明显增生,局部呈类结节,灰白色中等亮度针尖样偏光晶粒阳性。

反复追问无机粉尘接触史,病人提供 1986—2000 年,每年 10—12 月在湖北省某村办煤矿从事井下掘进、采煤工作,煤矿现已关闭,湖北省该村村民委员会出具了接尘证明。经集体讨论,小阴影 p/q,总体密集度 2 级,分布 6 个肺区,职业病诊断结论:煤工尘肺贰期。

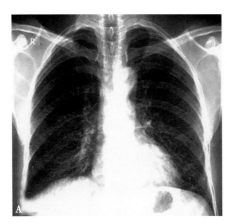
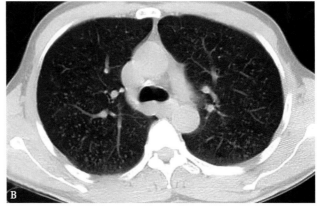

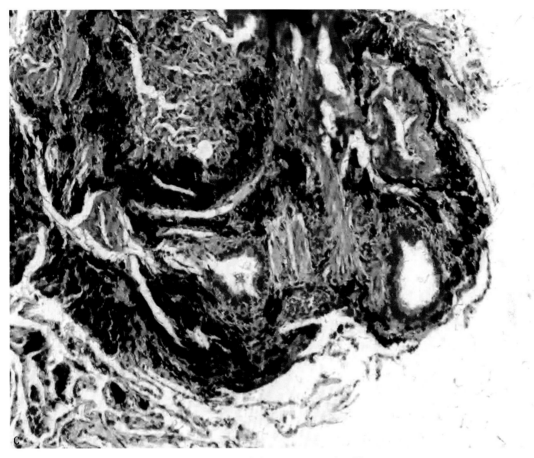

图 8-6　病例 2　影像表现（A、B）及病理镜下图（C）

A. 胸片：p/q 小阴影，总体密集度 2 级，6 个肺区；

B. CT 显示两肺粟粒结节影；

C. 细支气管及小血管周围大量黑色尘粒沉着，肺泡间隔增宽，纤维细胞及胶原纤维增生，局部结节样改变（H.E.×100）

【病例 3】

临床资料：

男性，37 岁，在岗职业健康检查胸片提示两肺矽肺样改变。

胸部 CT 及胸片：双上肺团块影，斑灶周气肿，胸膜增厚，两肺弥漫 q/p 小阴影。

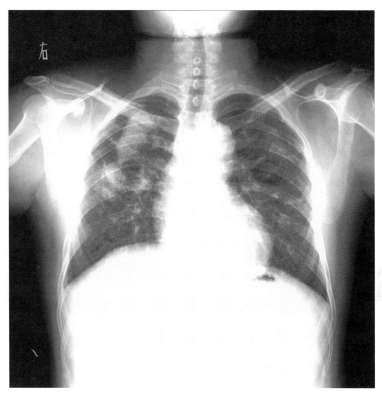

图 8-7　胸部胸片

双上肺团块影，斑灶周气肿，胸膜增厚，两肺弥漫 q/p 小阴影

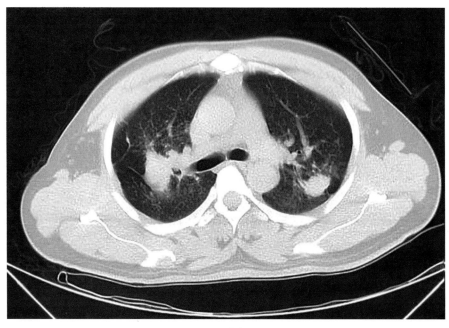

图 8-8　胸部 CT

双上肺团块影，斑灶周气肿，胸膜增厚

职业史:上海某私营灯具厂电焊、打磨工,接触电焊烟尘、铁尘3年。

入院诊断:尘肺可能。

病理学检查:肺组织胶原纤维轻度增生,呈局限结节状病灶。

反复追问粉尘接触史,病人提供了1997年在某石英厂当运输工时有粉尘接触史。结合病理结果,印证了胸片尘肺样改变。

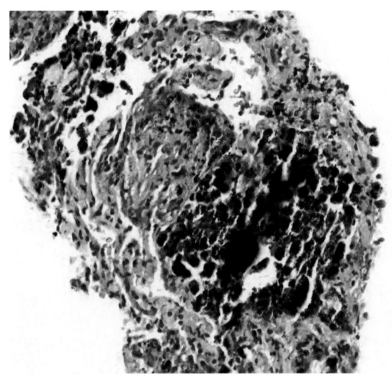

图8-9　病例3　病理镜下图

肺泡隔见较多棕褐色粉尘沉着,胶原纤维轻度增生,呈结节状病灶

【病例4】

临床资料:

男性,1981年5月出生。

2007年7月出现咳嗽、胸痛等症状而求医治疗。

2007年12月—2008年12月,当地结核病防治所、胸科医院等三家医院多次痰抗酸杆菌检测和PPD试验均为阴性。

2008年12月12日,省胸科医院痰检病理报告:未发现癌细胞。

2008年12月—2009年3月,先后在当地和外地多家职业病防治机构提出尘肺病诊断,同期病人所在地和市级职业病防治机构诊断均为"无尘肺",肺结核。

2009年6月,当地省级综合医院以"双肺肿块待查"收住院,并行胸腔镜下楔形切除术,取病理组织送检。肺活检报告为肺部感染,不排除尘肺。

职业史：

2004年8月—2004年10月，某耐磨材料有限公司杂工（2个月）。

2004年11月—2007年2月，某耐磨材料有限公司破碎工（4个月），杂工、压力机工30个月。

2007年10月，到当地某市塑料技术有限公司。

2008年12月16日，检测粉尘2/7点超标（超标率28.6%）。

X线胸片表现（图8-10、图8-11）：

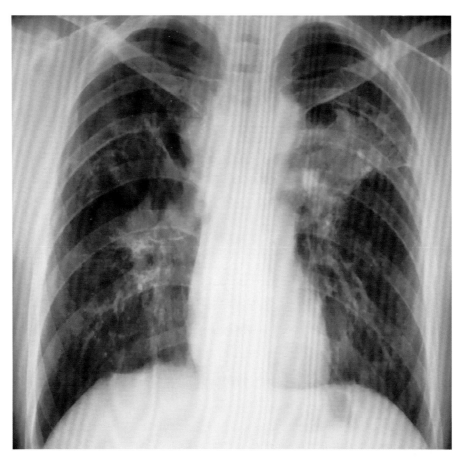

图8-10　2009年3月30日胸片

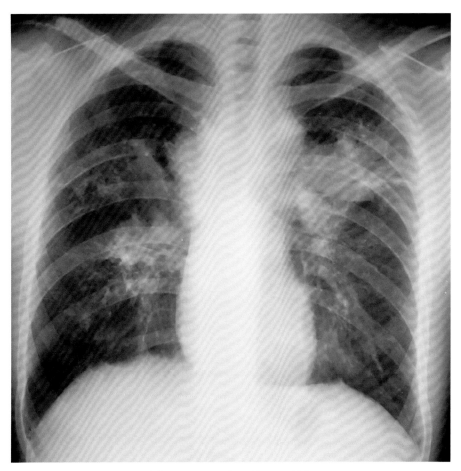

图 8-11　2009 年 5 月 12 日胸片

病理检查：

　　标本为胸腔镜活检切片 3 张。镜下见肺组织结构不完整,肺内可见典型的矽结节,其胶原纤维呈同心圆状排列,呈玻璃样变,周围炎细胞浸润(图 8-12)。偏光镜检查胶原性矽结节中及尘细胞内含有许多双折光石英尘粒(图 8-13)。肺内支气管上皮细胞增生、脱落,上皮下可见粉尘细胞灶及管周轻度纤维化。粉尘灶内之尘细胞内含有多数双折光石英尘粒(图 8-14)。

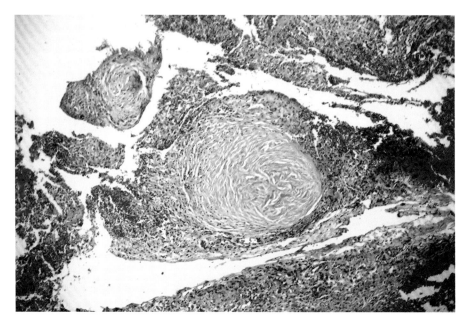

图 8-12　肺内矽结节

胶原纤维呈同心圆状排列及玻璃样变,结节周炎症细胞浸润(H.E.)

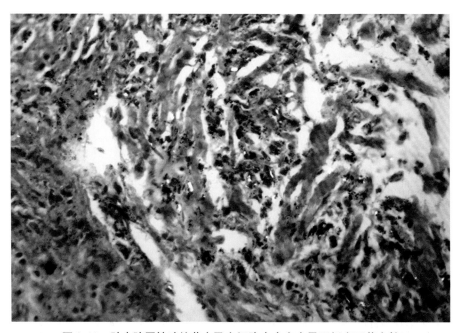

图 8-13　肺内胶原性矽结节中及尘细胞内含有大量双折光石英尘粒

(H.E.　偏光显微镜检查)

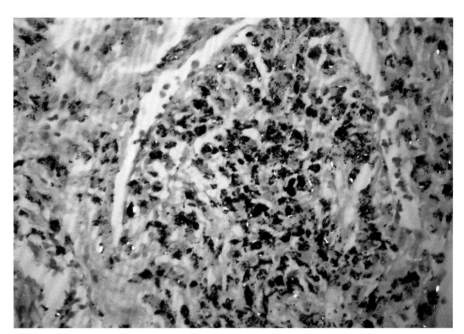

图 8-14　肺内尘细胞灶的尘细胞内含有双折光石英尘粒

（H.E.　偏光显微镜检查）

病理意见：病变符合矽肺病理改变，请结合临床。

【病例 5】

临床资料：

男性，43 岁。

病人 10 月前无明显诱因下出现咳嗽，咳大量白色泡沫样痰。

2015 年 4 月，于当地医院胸部 CT 示两肺感染性病变考虑；纵隔及两肺门多发淋巴结钙化、部分融合；T-spot TB 试验阴性。

2015 年 5 月，肺功能：轻度阻塞性通气功能障碍，小气道功能障碍，F-V 曲线呼气下降支各段峰值下降；弥散功能正常；残气及残总比值偏高；IOS 强迫震荡功能检查无特殊。

2015 年 7 月启，病人自觉体力明显下降。

2015 年 8 月，病人无法继续工作，且逐渐出现夜间阵发性呼吸困难，无法平卧。

2015 年 8 月 20 日，病人出现发热，T：38.1℃。

2015 年 8 月 21 日，至当地医院住院治疗，予以左氧氟沙星 0.5g 每日 1 次，8 天抗感染，以及止咳化痰等对症治疗。

2015 年 8 月 23 日，未再发热。

2015 年 8 月 28 日，复查血常规：WBC：5.8×10^9/L；CRP：8.4mg/L；SCC：2.7ng/mL；病人咳嗽仍剧烈，痰量无明显减少。

2015 年 8 月 31 日，病人至我院就诊。

2015 年 9 月 1 日，查血常规、出凝血功能、肝功能、CEA 均正常范围内，ESR：33.3mm/H，CRP：30mg/L，IgE：271IU/mL；肺功能示轻度阻塞性通气功能障碍；支气管舒张试验阴性。

职业史：曾在金矿工作 6 年余，后在采石场工作 15 年，工作环境粉尘较严重，劳动保护未做或不佳；5 年前曾于当地医院影像学检查提示肺部小结节，未行进一步诊治。

影像检查：两肺见多发结节状、条片状高密度灶，所见各支气管腔通畅；纵隔及两肺门多发淋巴结钙化、部分融合；两侧少量胸腔积液，两侧胸膜略增厚。

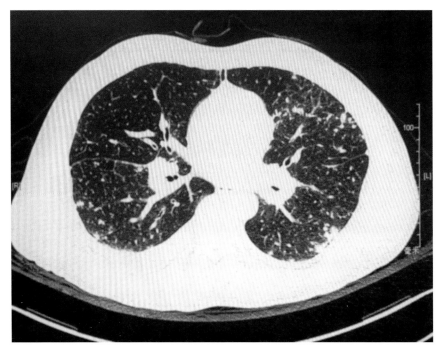

图 8-15　胸部 CT

病理检查：

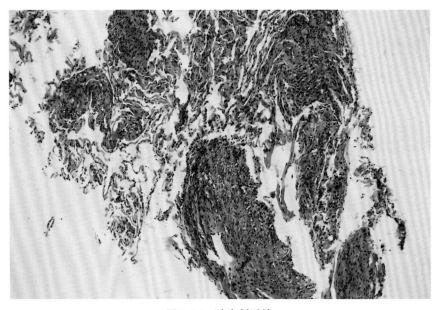

图 8-16　肺穿刺活检

肺内可见多个尘性结节（H.E.×40）

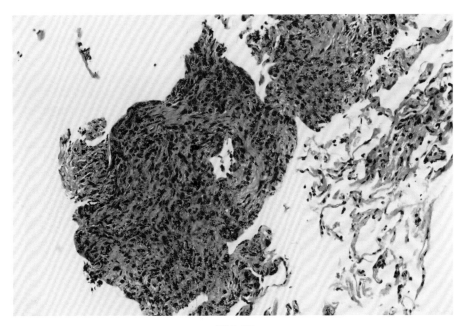

图 8-17

尘性结节呈不规则状,纤维组织围绕细小支气管增生,有大量粉尘沉积(H.E.×100)

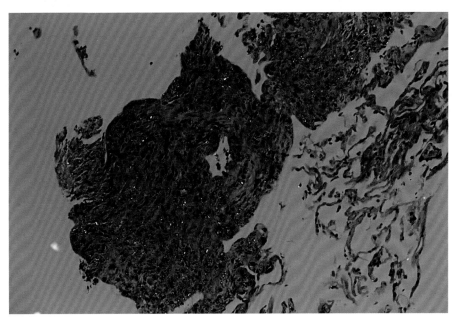

图 8-18

偏光镜下可见双折光针状晶粒(同图 8-17)

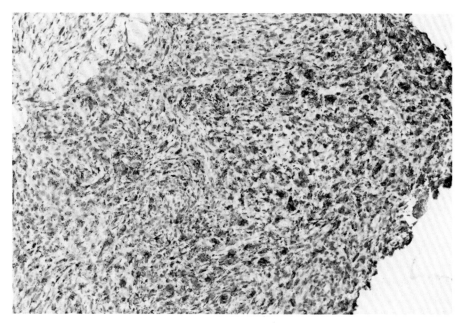

图 8-19　结节内可见聚集的巨噬细胞
（CD68 阳性　×200）

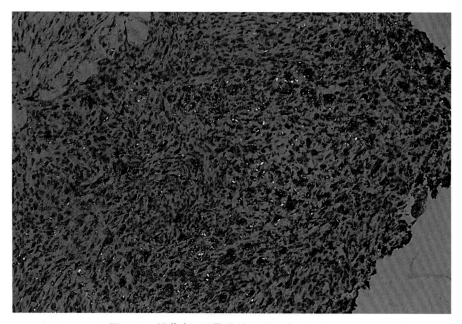

图 8-20　结节内可见聚集的巨噬细胞（同图 8-19）
偏光镜下可见双折光针状晶粒（CD68 阳性　×200）

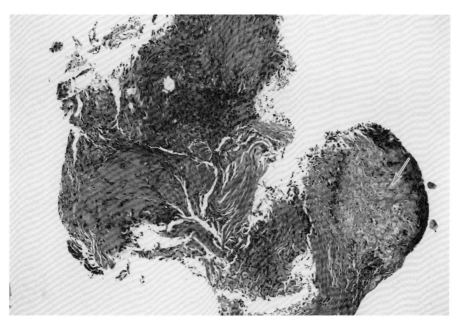

图 8-21 多个尘肺结节

示粗大的胶原纤维呈玻璃样变及粉尘沉着(绿↗)(H.E.×40)

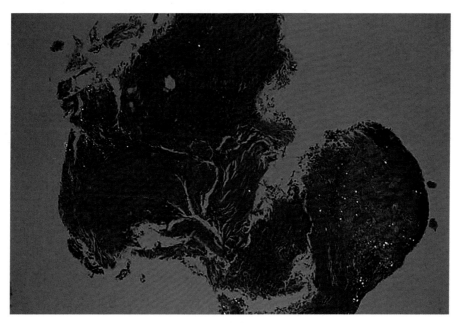

图 8-22 多个尘肺结节(同图 8-21)

偏光镜下可见散在双折光针状晶粒

病理诊断：病变符合尘性改变。
临床诊断：矽肺合并感染。

【病例6】

临床资料：

男性，48岁。因"发热20天"入院。3年前诊断"肺结核"，不规则抗结核治疗2年余。20天前病人无明显诱因出现发热，最高体温39.6℃，伴有畏寒，无寒战，阵发性咳嗽，较多白痰，少许黄痰，活动后感胸闷气促，无胸痛，无盗汗，无腹痛腹泻，无尿频、尿急、尿痛。2016年5月25日在当地医院查胸部CT：考虑矽肺并感染。

职业史：20年石匠。

影像检查：双肺弥漫性粟粒样小结节影，并可见斑片状高密度实变影，边界欠清，其间可见支气管充气相征及高密度钙化灶，右肺为著，所见各支气管腔通畅，两肺门及纵隔可见肿大淋巴结伴钙化，两侧局部胸膜稍增厚，胸腔内无积液。

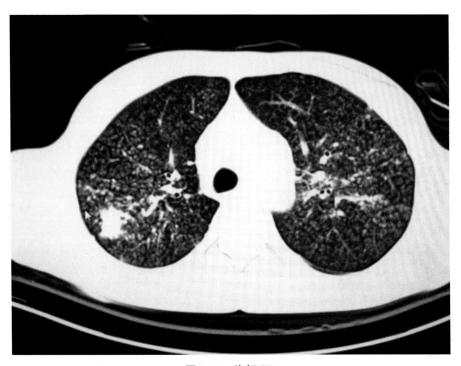

图8-23　胸部CT

病理检查：

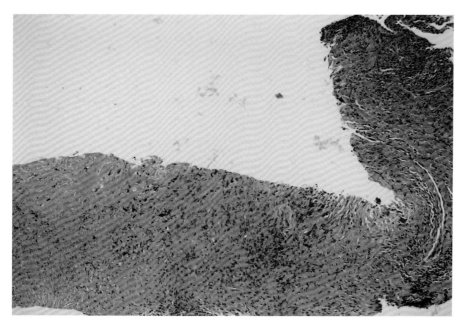

图 8-24　肺穿刺活检组织

干酪样坏死伴粉尘沉着（H.E.×40）

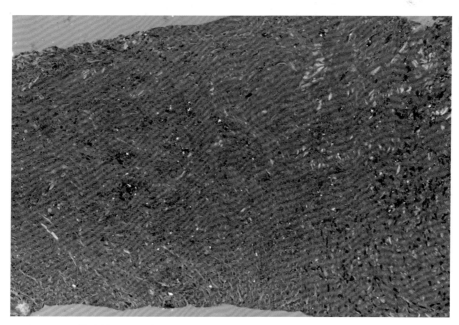

图 8-25　偏光镜下可见较多双折光针状晶粒以及（黄色）胶原化纤维（H.E.×100）

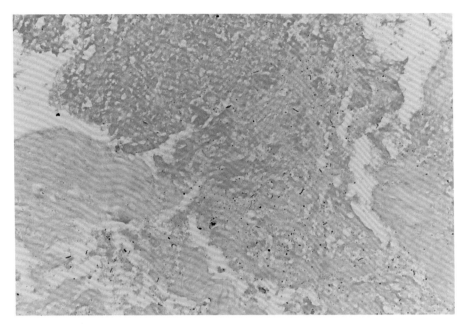

图 8-26　抗酸染色可见分枝杆菌（×400）

病理诊断：粉尘相关性改变合并结核菌感染。

临床诊断：矽肺合并结核感染。

【病例7】

临床资料：

男性，70 岁。病人自 6 月份无明显诱因出现反复咳嗽伴左胸部刺痛，间断发作，伴少量白黏痰，不伴发热、胸闷、心慌等不适。起初未予重视，但症状反复发作，病人于当地医院就诊，行胸部 CT 检查提示两肺上叶见混合磨玻璃样片状阴影结节状密度增高，边缘尚清，密度不均；左肺背段片状密度增高影，考虑炎症可能，恶性不除外。

职业史：砖厂工作 20 年。

影像检查：PET-CT 提示左肺下叶背段 - 尖后段混杂高密度结节影，大小 28mm×23mm，SUVmax 2.7，两侧肺门、纵隔内见偏高密度小淋巴结伴放射性摄取增高，考虑原发性肺恶性肿瘤（malignant tumor，MT）。肺部小结节薄层平扫 CT：两肺上叶及左肺下叶背段见斑片样结节影，密度欠均，左肺下叶背段病变相对较密实，两肺上叶病灶部分呈磨玻璃样，边界模糊不清，周围晕征，较大者范围约 2.6cm×2.1cm，两肺散在少许小囊状透亮影，两肺下叶见条索影，所见各支气管腔通畅，肺门及纵隔未见肿大淋巴结，胸膜无增厚，胸腔内无积液。左下肺背段病变，考虑 MT 可能大，两肺上叶磨玻璃阴影（ground glass opacity，GGO），MT 不除外，请结合临床及其他检查；两肺下叶陈旧灶。

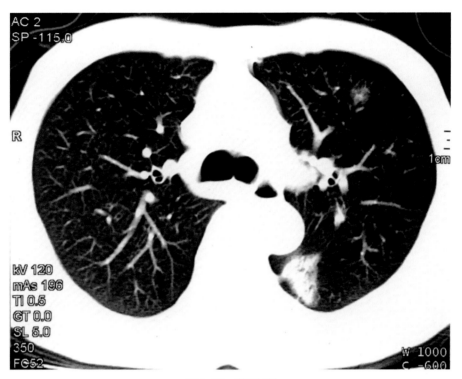

图 8-27　胸部 CT

病理检查：

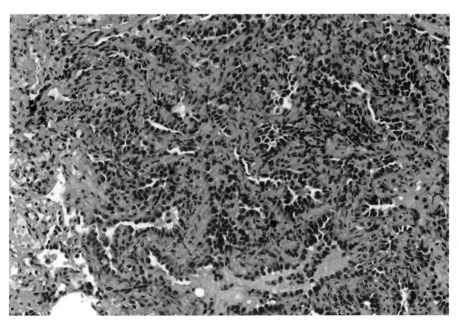

图 8-28　右上叶浸润性肺癌，癌细胞呈腺样排列（H.E.×200）

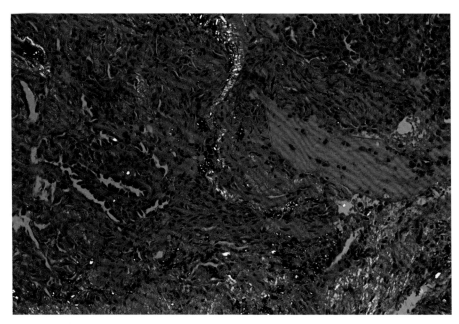

图 8-29　癌旁可见弥漫性纤维增生和胶原化，伴粉尘沉积，偏光镜下呈双折光针状晶粒（H.E.×200）

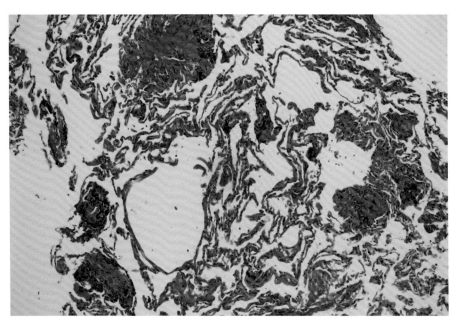

图 8-30　左肺下叶活检，可见散在的尘性病灶及个别纤维结节（H.E.×40）

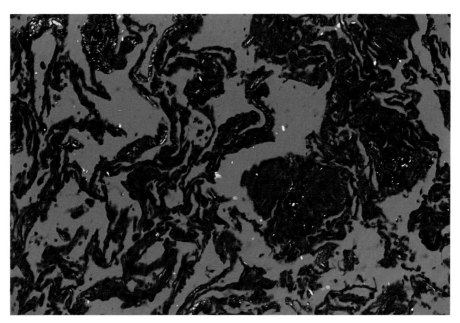

图 8-31　结节内纤维增生伴胶原化，粉尘沉积，偏光镜下可见双折光针状晶粒（H.E.×100）

病理诊断：肺腺癌；粉尘相关纤维化和结节形成。

临床诊断：尘肺样改变合并肺腺癌。

（毛　翎　陈　岗　邹昌淇）

第九章 尘肺案例

【案例一 矽肺叁期合并肺结核与真菌感染】

病例介绍：

男性，26 岁，2002 年 12 月咳嗽、咳痰、发热诊断为肺结核入院治疗，2003 年 3 月好转出院，2004 年再度出现咳嗽伴咯血入院，抗结核效果不佳，逐渐出现呼吸困难，X 线胸片出现大片致密阴影，伴有空洞形成，之后转多家医院，先后诊断为肺结核、弥漫性间质性肺炎、肺蛋白沉着症等。于 2005 年 9 月呼吸循环衰竭死亡。

职业史：1999 年 1 月—2004 年 10 月，某地第一胶胎厂喷砂工。

病理检查：

大体：肺硬化毁损被大块纤维化占据，胸膜肥厚 1cm，肺组织呈黑灰色，中心见一直径 2cm 浅绿色病变。

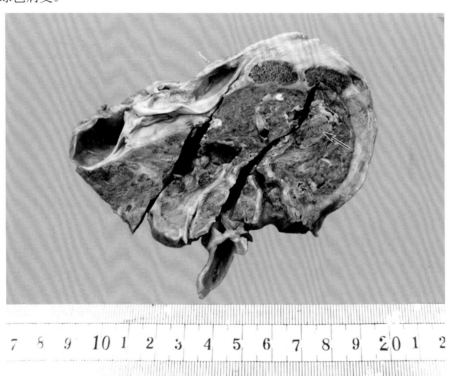

图 9-1　胸膜增厚，全肺毁损硬化（红↗）

镜下：可见典型矽结节融合，胶原纤维玻璃样变性；有的结节中心有胆固醇裂隙，菌丝缠绕。

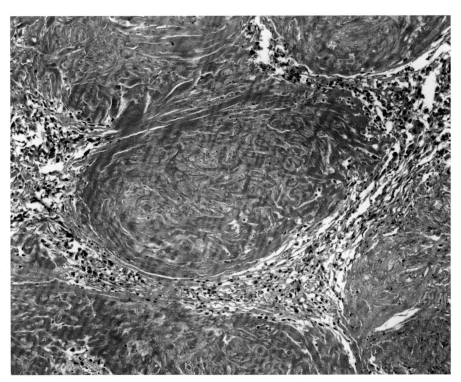

图 9-2 矽肺合并结核

矽结节融合，胶原纤维粗大，明显的玻璃样变性，周围慢性炎细胞浸润（H.E.）

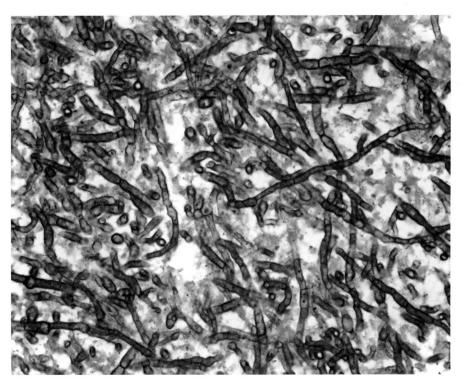

图 9-3 矽肺结核合并真菌感染

示肺组织中可见分枝状曲菌（H.E.）

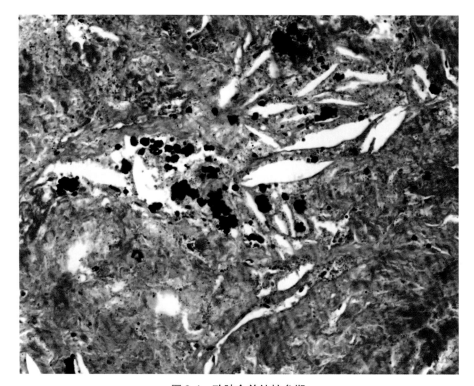

图 9-4　矽肺合并结核叁期

矽肺纤维化组织胶原纤维退变坏死,可见区域的胆固醇结晶呈裂隙状,有粉尘沉着(H.E.)

病理诊断: 矽肺叁期合并肺结核与真菌感染。

【案例二　矽肺贰期,结节型】

临床资料:

男性,68 岁,2012 年 6 月 11 日—27 日在某市肺科医院结核科住院,考虑右上肺肿瘤于 6 月 27 日转胸外科手术,做肺叶切除。

职业史: 采石工作职业史 10 余年。

CT: 双肺斑片样、结节、条索样的病灶,结合既往采石工作史,考虑双肺结节为尘肺改变,右肺上叶结节为结核可能,恶性不除外。

临床诊断: 术前诊断为右上肺异影伴两肺小结节。

病理学检查:

大体: 右上叶切除标本,12cm×10cm×4cm,胸膜局部粘连。切面:见一灰黑色小块状病灶,1.5cm×1.5cm×1.5cm,边界不清,质较坚韧,距胸膜 0.5cm。另可见肺内一些散在粟粒或绿豆大小的结节(图 9-5、图 9-6)。

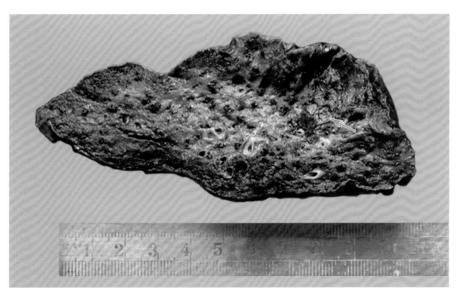

图9-5 右上叶切除标本
右肺上叶腹面可见胸膜下 1.5cm×1.5cm 小团快（绿↗）及散在分布的矽结节

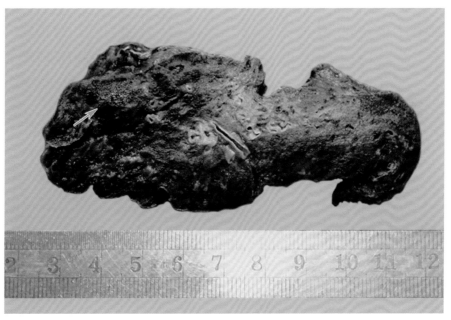

图9-6 右上叶切除标本
右肺上叶背面胸膜下小团快（绿↗）及散在分布的小矽结节

　　镜下：胸膜增厚，胸膜下小块状病灶为融合性矽结节，间质血管、支气管周围弥漫性纤维组织增生，部分胶原纤维呈玻璃样变，伴大量粉尘沉着，偏光显微镜检查可见双折光石英粒子（图9-7、图9-8、图9-9）。

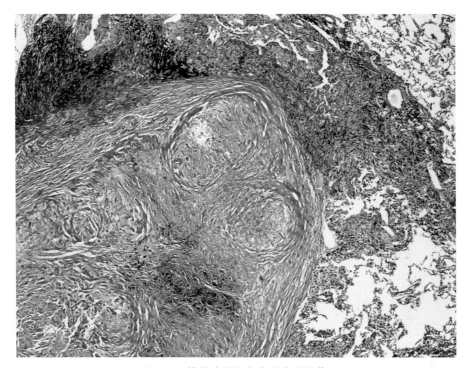

图 9-7　块状病灶为多个融合矽结节

结节由类同心圆状或无序排列的胶原纤维组成,有的纤维已玻璃样变。病灶中心粉尘沉着,
周边有粉尘性纤维化及炎症细胞浸润(H.E.×40)

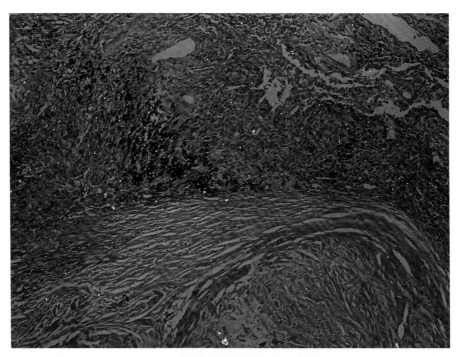

图 9-8　融合病灶周边粉尘及尘细胞

可见双折光的石英粒子,结节中心未见明显的粒子(偏光镜检查　×100)

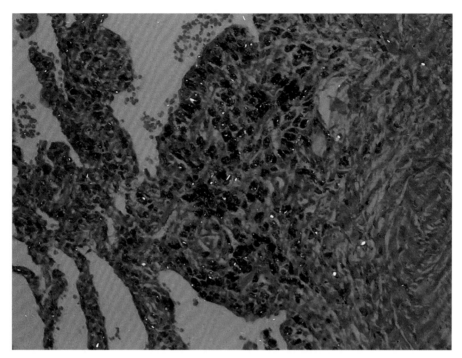

图 9-9　病灶周边肺组织

显示双折光的石英粒子（偏光镜检查　×100）

病理诊断：右肺上叶矽肺贰期，结节型。

【案例三　煤矽肺壹期合并肺结核】

病例介绍：

男性，62 岁，1989 年 9 月 5—27 日在某医院住院，考虑右上肺肿瘤，转胸外科手术。

职业史：1960—1976 年，采煤 16 年。

影像检查：

双肺纹理为不规则小阴影，右上叶片状阴影及右肺上叶结节考虑为结核可能，肿瘤不排除。

临床诊断：术前诊断为右上肺结核瘤，不排除肿瘤。

病理检查：

大体：右上叶切除标本，18cm×15cm×4cm，胸膜局部粘连。切面：肺内见一灰黑色小块状病灶边界不清，质较坚韧，另可见肺内一些散在 0.2～0.5cm 大小的煤矽结节和煤矽结核结节 9 个，淋巴结黑色 0.5cm×0.4cm。

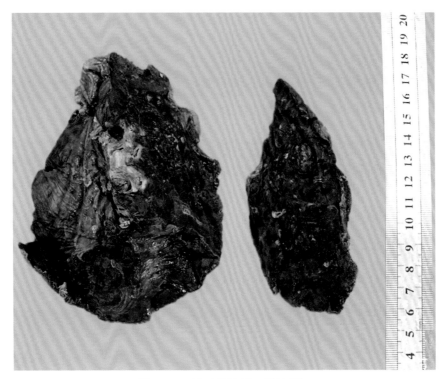

图 9-10 肺切面呈黑染,质地硬韧

镜下:胸膜下小块状病灶为融合性煤矽结节及煤矽结核结节,间质血管、支气管周围弥漫性纤维组织增生,结节中心可见干酪样坏死组织。

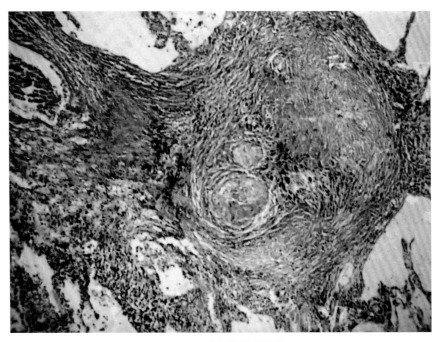

图 9-11 融合的煤矽结节

胶原纤维增生及玻璃样变,周边煤尘沉着及慢性炎细胞浸润(H.E.)

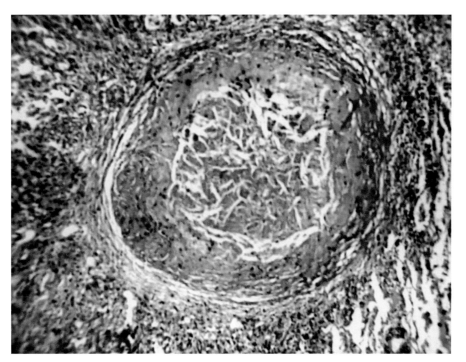

图 9-12　煤矽结核结节中心干酪样坏死（H.E.）

病理诊断：煤矽肺壹期合并肺结核。

【案例四　煤矽肺贰期，结节型】

临床资料：

男性，63 岁，因肝癌、肝硬化于 1998 年 10 月 17 日死亡。

职业史：1959 年开始接触粉尘作业，煤矿井下岩石掘进工 28 年。

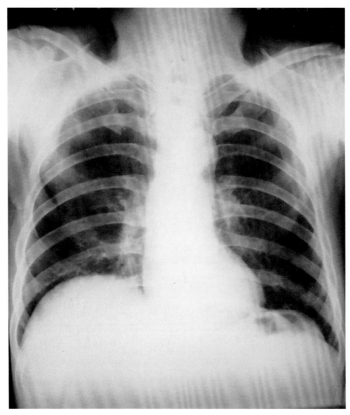

图 9-13 病人生前 X 射线胸片

两肺纹理增重,双下肺示 s/p 影

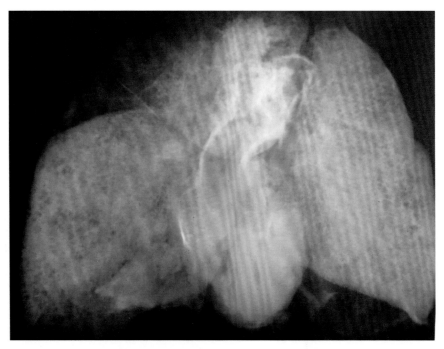

图 9-14 病人尸检新鲜离体肺充气标本高千伏微焦点 X 线摄影(120kV,50mA,10ms)

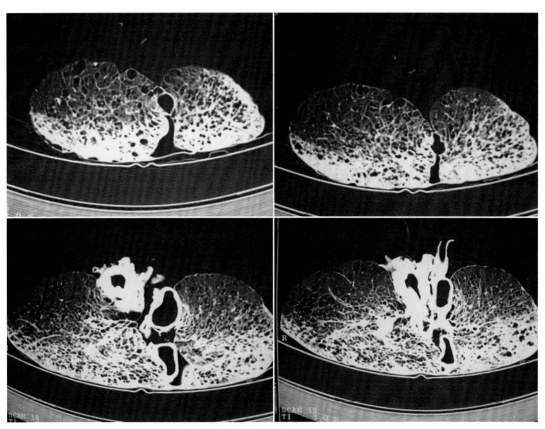

图 9-15　病人尸检新鲜离体肺充气标本高分辨率 CT（HRCT）

支气管血管束增厚、致密、交织，小叶间隔增厚；多发性小叶中心型肺气肿（130kV，50mA，层厚 2mm）

尸检时间：1998 年 10 月 19 日 11 时。

大体：成人男尸一具。胸腔部分胸膜粘连。腹部膨隆，血性腹腔积液约 6000mL。

肺脏：双肺叶间胸膜粘连。肺表面呈黑色，可见弥漫的黑斑呈类圆形或椭圆形，质软，边界尚清；两肺上叶胸膜见散在不规则形的黑斑，部分融合成片，质韧；左肺上叶胸膜上见 2 块灰白色条索状斑块，大小分别为 5cm×3cm、3cm×2cm，质硬。右肺上叶胸膜可见一灰白色质硬斑块，大小为 7cm×3.5cm；两肺上叶还可见数个肺大泡；双肺各切面见弥漫分布黑斑，直径约 3mm，周围见气肿小泡。上叶各切面见数个黑色质硬结节，圆形，有光泽，直径在 5mm 左右；还可见散在分布的黑色斑块，外形不规则，质韧，多在靠近胸膜处。各切面还可见散在的肺大泡，以上叶邻近胸膜处为重。左右肺门区及气管杈可见肿大淋巴结 20 余枚，黑色、质硬，部分淋巴结相互融合。

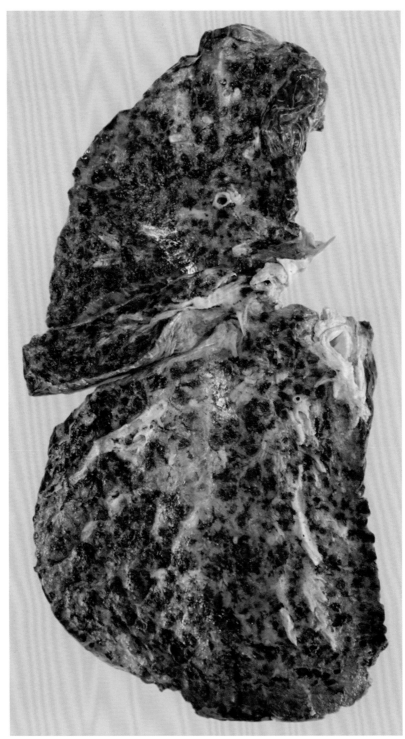

图 9-16 右肺叶大体切面

弥漫分布多数黑色煤矽结节，偶见煤斑（煤矿井下掘进工 28 年）

　　肝脏：大小为 24cm×17cm×13.5cm，褐色，表面粗颗粒状。右叶见一大小为 12cm×10cm 灰白色圆形肿物。

　　镜下：

　　肺：双肺上叶可见由胶原纤维和煤尘构成的煤矽结节，多数结节中间胶原纤维呈旋涡状或不规则排列，夹杂有煤尘，外周有显著的煤尘沉积及胶原纤维包裹，周边呈放射状延伸，外形多不规则（图 9-17、图 9-18）。结节互相融合或结节间胶原纤维增生，形成融合结节，伴空洞形成。双肺细支气管及血管周围煤尘沉着及纤维增生形成煤斑（煤尘灶），呈类圆形或星芒状，并向周围的肺泡间隔延伸，伴灶周肺气肿（图 9-19、图 9-20）；两肺细支气管、肺泡隔和小血管周围见由煤尘及胶原纤维形成的弥漫性间质纤维化，有的连成斑片状。以及肺大泡、肺水肿。

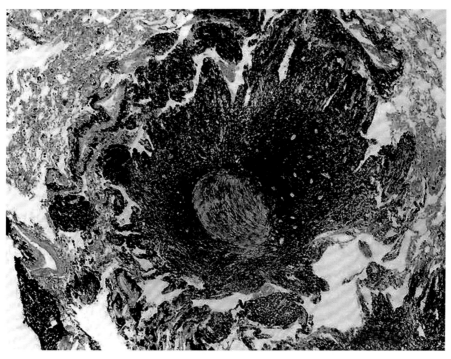

图 9-17　肺内煤矽结节

中心为体积细小的胶原纤维核心呈指纹状，周围为厚层纤维和煤尘呈星芒状放射（H.E.×400）

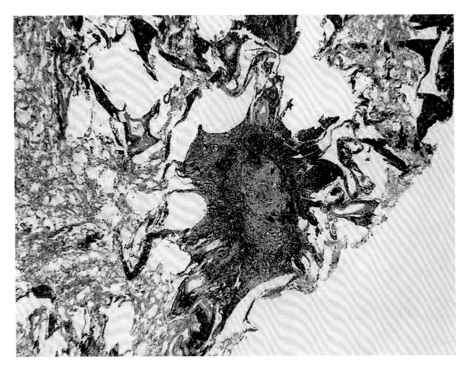

图 9-18　肺内煤矽结节及灶周气肿（H.E.×20）

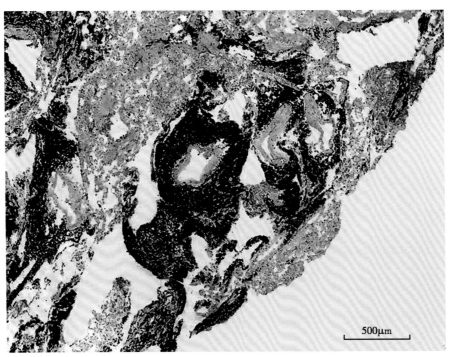

图 9-19　煤斑

肺内小血管管壁增厚,有大量煤尘沉着及灶周气肿(H.E.×40)

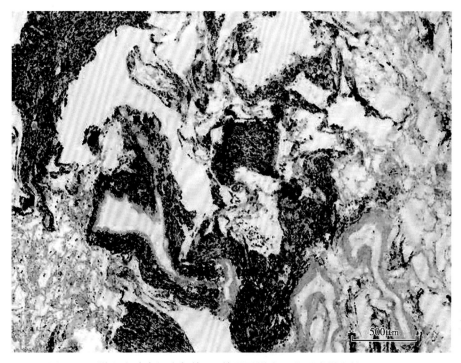

图 9-20 煤斑为肺内细支气管、血管周围煤尘沉着形成煤尘灶（H.E.×40）

胸膜：呈不同程度的局限性肥厚，胶原纤维显著增生呈条索状，可见胸膜下煤尘沉积及煤矽结节（图 9-21）。

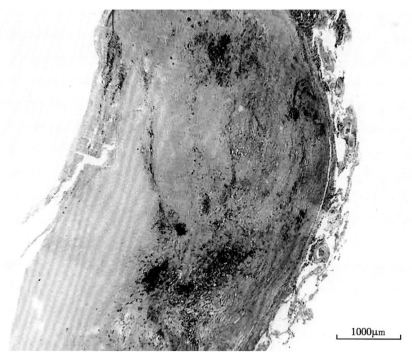

图 9-21 胸膜斑块胶原纤维显著增生，伴煤尘沉积（H.E.×20）

肺门及气管杈淋巴结：镜下查见淋巴结 49 枚；淋巴结的正常结构消失，为大量胶原纤维与煤尘相间杂而形成矽结节、煤矽结节及融合纤维团块，其中心坏死、胆固醇结晶析出，空洞形成。包膜增厚与周围支气管及血管粘连（图 9-22、图 9-23）。

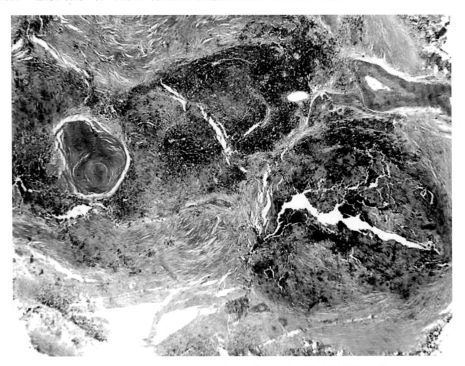

图 9-22　肺门淋巴结结构消失，为融合煤矽结节所代替，伴大量煤尘沉着（H.E.×20）

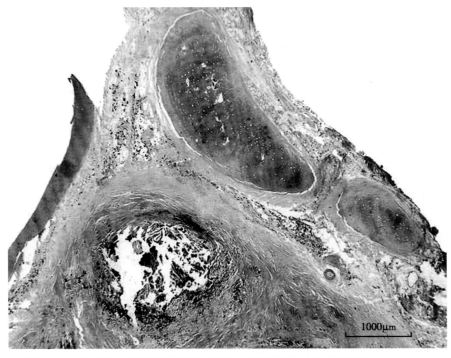

图 9-23　肺门淋巴结纤维性煤矽结节坏死，被膜增厚与支气管壁粘连（H.E.×20）

肝：肝细胞性肝癌，肝硬化。

病理诊断：

1. 煤矽肺贰期，结节型；慢性支气管炎；肺气肿；肺水肿。

2. 肝细胞性肝癌，肝硬化。

【案例五 煤矽肺贰期，结节型】

临床资料：

男性，63岁，因肝癌、肝硬化于1981年12月28日死亡。

职业史：煤矿井下掘进、采煤混合工种18年。

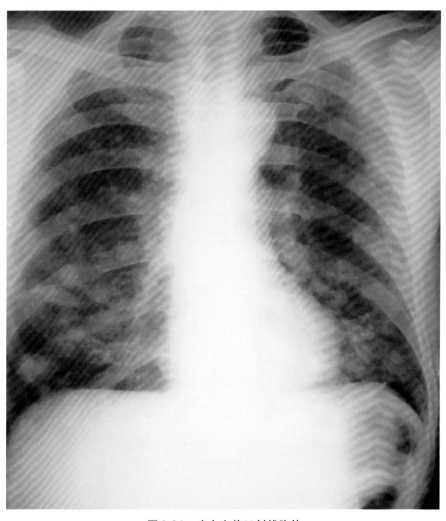

图 9-24 病人生前 X 射线胸片

示双肺间质性改变，中下肺不规则和圆形小阴影。两肺广泛分布大小不等的类圆形结节状影，边界较清楚

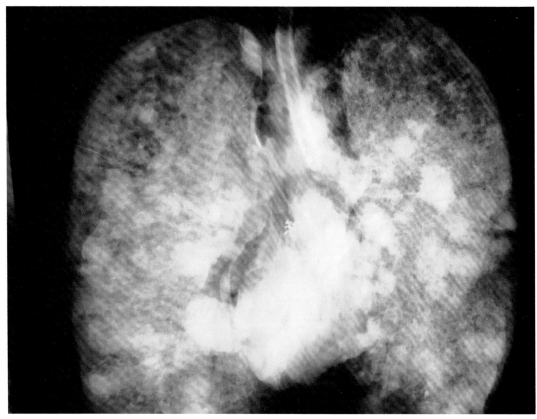

图 9-25　病人尸检新鲜离体肺充气标本高千伏微焦点 X 线摄影
示两肺弥漫分布类圆形阴影，其大小不等，小者 2mm 左右，大者 10～25mm，境界较清楚（120kV，50mA，10ms）

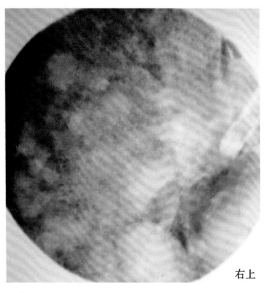

右上

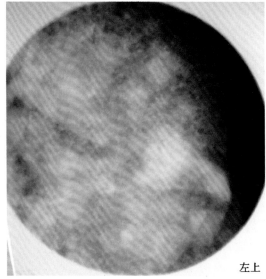

左上

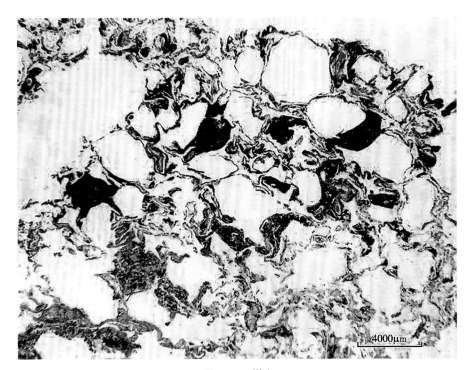

图 9-33 煤斑

肺内细支气管、小血管周围煤尘沉积及灶周肺气肿,并连接成网格状(H.E.×20)

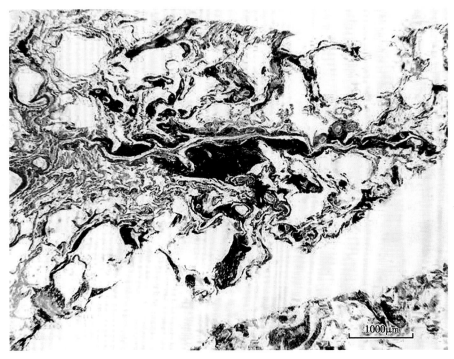

图 9-34 间质纤维化

细支气管、肺泡隔、小叶间隔、小血管周围煤尘沉积及纤维增生,并连接成网格状(H.E.×20)

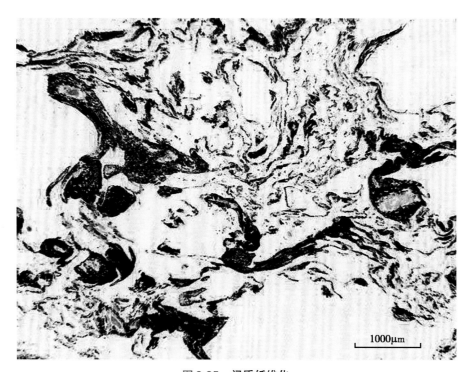

图 9-35 间质纤维化
细支气管、肺泡隔、小血管周围见煤尘沉积，并连接成网格状（H.E.×20）

肺门及气管杈淋巴结：被膜增厚，正常结构消失，为多数的矽结节、煤矽结节及融合病灶所代替，并见坏死、空洞及胆固醇结晶，以及肝细胞癌转移灶。

肝：肝细胞性肝癌，肝硬化。

病理诊断：

1. 煤矽肺贰期，结节型；慢性支气管炎；肺气肿；肺水肿。
2. 肝细胞性肝癌伴肺及肺门淋巴结转移，肝硬化。

【案例六 煤工尘肺贰期，结节型】

临床资料：

男性，2007 年 5 月 26 日死亡，死亡年龄 60 岁。

职业史：

1980—2001 年，纯采煤 21 年，井辅 2 年 11 月。

2002 年，诊断为煤工尘肺壹期。

尸检时间：2007 年 5 月 28 日。

临床诊断：呼吸循环衰竭。

病理检查：

大体：肺大体，26cm×26cm×11.5cm，两肺表面可见黑色尘斑，圆形微突出于胸膜，直径 0.1～0.6cm，大部分密集融合呈片状。切面：尘斑密集大小不一、圆形及不规则形，结节 0.2～0.4cm 共 72 个，尘斑气肿面积 50%（图 9-36、图 9-37）。

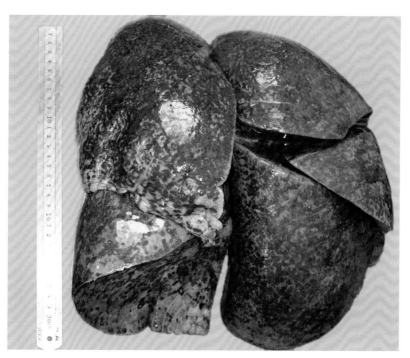

图 9-36 肺大体背面
示两肺表面黑色尘斑,圆形微突出于胸膜,部分密集融合

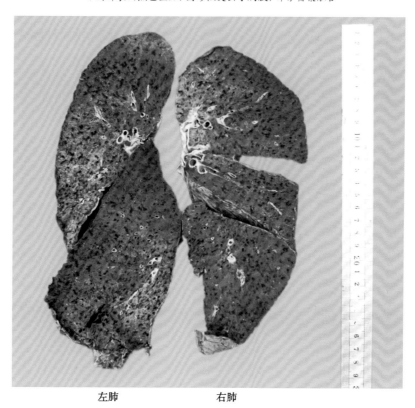

左肺　　　　　右肺

图 9-37 两肺大体切面
布有多数尘斑及灶周气肿,面积约占50%,上叶多见;圆形及不规则形结节较少,呈散在分布

镜检：间质血管、支气管周围弥漫性纤维组织增生及尘斑气肿，部分胶原纤维呈玻璃样变，伴大量煤尘沉着（图9-38）。

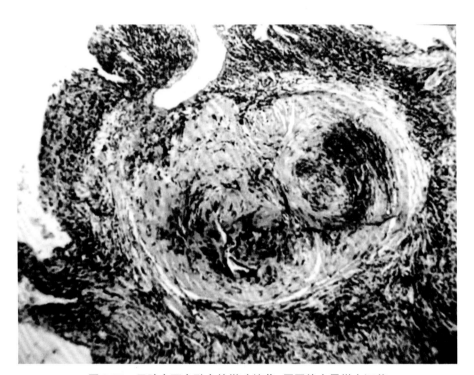

图9-38　示肺内两个融合的煤矽结节，周围伴大量煤尘沉着

病理诊断：煤工尘肺贰期，结节型。

小结：

典型及非典型煤矽结节75个，轻度尘斑气肿，面积50%，可诊断煤工尘肺贰期。

【案例七　煤工尘肺壹期】

临床资料：男性，64岁，2004年8月9日死亡。

职业史：1966—1978年煤矿采煤。

临床诊断：高血压、冠心病、心肌梗死。

病理检查：

大体：肺标本，36cm×27cm×6.5cm，肺表面黑灰色右肺胸膜粘连。

0位切面：右肺上叶胸膜下尘性纤维化呈蜂窝状，结节4个，3个直径2mm，1个4mm。叶间胸膜下结节1个，直径4mm。肺下叶结节2个直径2mm，尘斑占10%，肺淤血。左肺切面，尘斑散在面积小于5%，肺淤血。淋巴结6个，黑褐色质地柔软。

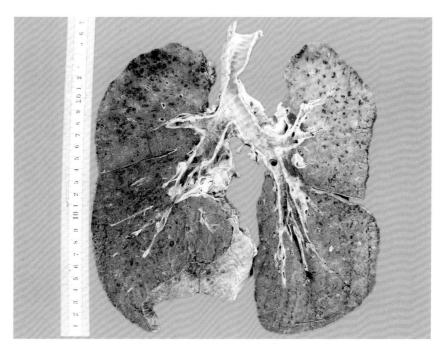

图 9-39　0 位肺切面

右肺胸膜下尘性纤维化呈蜂窝状,散在煤矽结节。尘斑小于10%。左肺尘斑小于5%,肺淤血

后 1 切面: 右肺,上叶中上部蜂窝肺,上叶下部胸膜下结节 1 个直径 6mm。尘斑约占 10%,肺淤血。左肺切面,尘斑面积小于 5%,肺淤血。

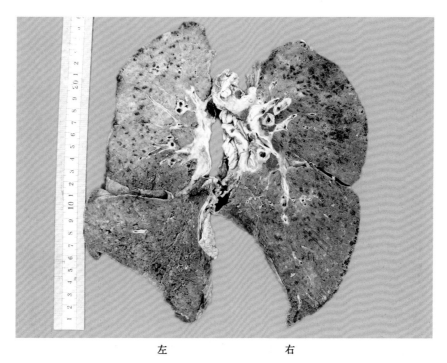

左　　　　　　　　右

图 9-40　后 1 肺切面

右肺局部尘性纤维化,叶间胸膜煤矽结节,尘斑小于10%。左肺尘斑小于5%,肺淤血

前 1 切面：右肺上叶中上部蜂窝肺，上叶胸膜下结节 2 个，1 个直径 10mm，1 个 2mm，上叶下部结节 1 个，2mm，叶间胸膜下结节 2 个分别为 4mm 和 5mm。下叶结节 2 个，直径 2mm。尘斑约占 10% 左肺切面，尘斑面积小于 5%，肺淤血。

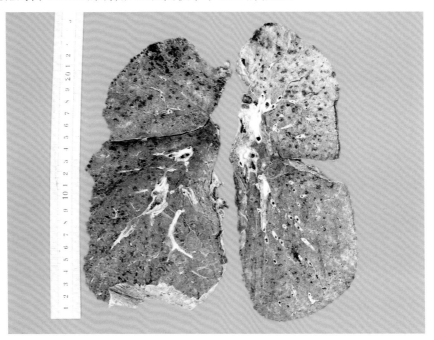

图 9-41　前 1 肺切面

右肺上叶胸膜下蜂窝肺，散在煤矽结节。尘斑小于 5%。左肺切面：散在尘斑及结节，
尘斑面积小于 5%，肺淤血

镜下：

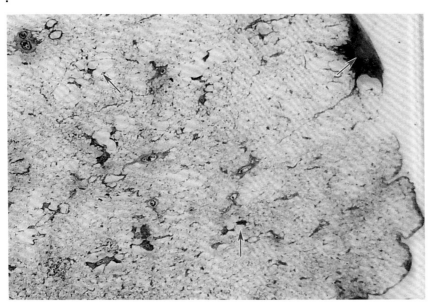

图 9-42　肺组织低倍镜图

可见胸膜下煤矽结节（红↗），肺内多个煤尘灶伴周围肺气肿（蓝↗）

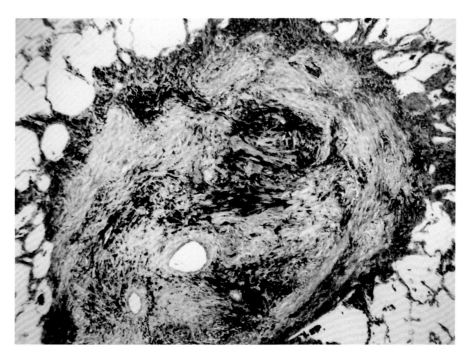

图9-43 煤矽结节

排列同心圆状胶原纤维，中心煤尘沉着，可见小血管，周边粉尘沉着，肺泡间隔增宽变厚

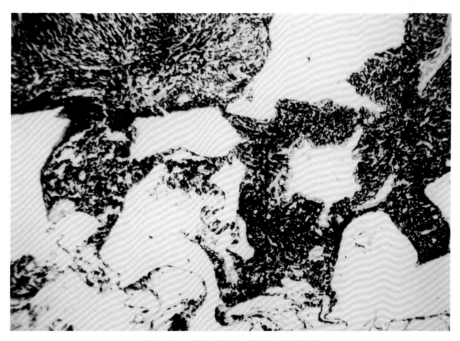

图9-44 尘(煤)斑,伴有灶周气肿

病理诊断：

1. 煤工尘肺壹期。
2. 慢性支气管炎。
3. 肺淤血。

【案例八 炭黑尘肺叁期】

病例介绍：

男性，86岁。

职业史：

中国唱片厂配料制粉工24年，原料包括：炭黑、石墨、云母、松香、青云石粉、重晶粉等。其中1967—1970年为机修工。

临床资料：

1964年普查，疑似结核，查痰（阴性）抗结核无效、胸痛。

1966年2月，体检不排除矽肺。

1969年1月，无矽肺、两侧肺结核。

1974年4月，疑似尘肺、两侧肺结核，转肺科医院。

1975年3月，疑似尘肺。

1975年10月13日，畏寒发热、气急不能平卧转院，左上肺湿啰音、白细胞明显升高。入院诊断：混合尘肺、继发肺部感染。

1977年1月1日，病情恶化，临床诊断：混合尘肺、心力衰竭。

大体：

胸腔局部解剖，T形切开。

左肺体积18cm×12cm×9cm（浸入水中大部沉下）。外表：条索状粘连，胸膜增厚（0.3cm左右）。切面：左上肺有一9.5cm×10cm的黑色实变区，并有部分蜂窝状空隙及灰白色条索状间隔。余肺有散在炭斑、肺下叶代偿性气肿。支气管旁淋巴结（2cm×1.5cm）和肋间淋巴结（2cm×0.5cm），黑色。内有多量灰白色针尖大点状病灶。

右肺体积21cm×14.5cm×9cm（浸入水中大部沉下），外表切面基本同左，黑色实变区为11cm×7cm。

镜下：

1. 肺内大量条索状及类圆形胶原纤维结节融合成片，夹杂大量黑色粉尘沉着，少量钙化、坏死（内有菱形间隙）。

2. 局部代偿气肿及少量水肿液，灶性淋巴细胞浸润。偶见多核巨噬细胞。

3. 支气管腔内有较多炎性分泌物及少量菌丝，血管内膜变性增厚，管腔狭窄。

4. 支气管旁和肋间淋巴结内多量类圆形胶原结节融合并有大量黑色粉尘沉着。

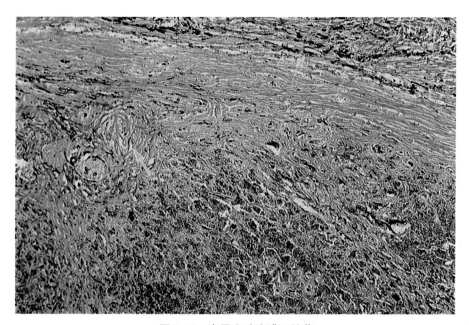

图 9-45 炭黑尘肺胸膜下结节
示肺组织大量粉尘沉着,纤维增生。左上有两个融合的类圆形结节(绿↗)与增厚胸膜粘连(H.E.×100)

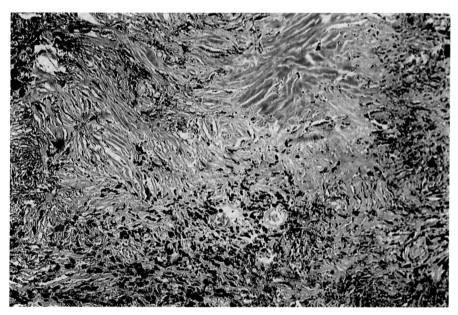

图 9-46 炭黑尘肺淋巴结内尘性纤维灶(结节)
示淋巴结结构破坏,大量粉尘沉着,可见粗大增生的胶原纤维(H.E.×100)

病理诊断:

1．两肺肺门和支气管旁淋巴结内混合尘肺结节性病变。

2．两肺巨块型混合尘肺(炭黑尘肺)叁期。

3．并发代偿性肺气肿、胸膜粘连;肺内血管不规则硬化、支气管内真菌感染;终末期肺水肿。

死因:巨块型混合尘肺致呼吸衰竭。

【案例九 石棉肺贰期】

病例介绍:

男性,48岁。

职业史:

1949—1962年,某石棉厂做耐火手套裁制工作。

1963—1978年,做石棉纺线、运输等杂工。

临床资料:

1977—1978年,胸片有肺部纹理改变,未确诊石棉肺,1978年起下肢疼痛,某地医院诊断脑内转移性肿瘤。1979年6月25日下午死亡,隔天胸腔局部解剖,T形切开。

大体:

左侧后壁轻度絮状粘连,胸膜轻度增厚,左肺560g,20cm×13cm大小。

右侧胸内积2 000mL淡黄色漏出液。右肺320g,14cm×7.5cm×6.5cm,严重萎陷。右肺上叶可见灰白色新生物2cm×2.8cm,边缘模糊,下叶散在黑色尘斑,有较多灰白细小条纹。侧、后、尖部有蒂状粘连,横膈及后侧局部壁层胸膜增厚如斑块状,形成大片胸膜斑27cm×23cm及8cm×10cm,厚1~3mm。色灰白,局部不平,有粒状隆起。脏层胸膜也轻度增厚。肺门淋巴结如黄豆大小,黑色。

镜下:

1．肺内石棉小体多见(串珠状、哑铃状或葫芦状)间质内黑色粉尘沉着。纤维增生,肺泡间隔增宽,肺泡腔萎陷,偶见个别胶原结节。

2．右肺中、上叶癌细胞(呈腺样结构)广泛侵犯支气管壁及间质。

3．血管淤血,肺泡气肿,见少量水肿液。

4．胸膜明显增厚。

5．支气管旁淋巴结部分黑色粉尘沉着,胶原纤维增生。

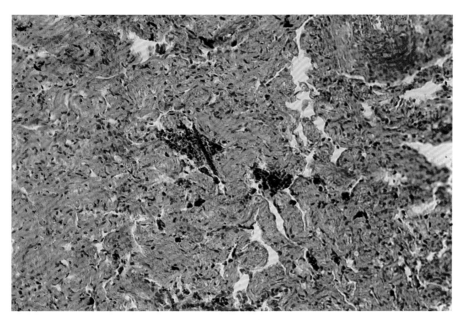

图 9-47　石棉肺
肺纤维化,肺泡腔闭锁、并见石棉小体(H.E.×100)

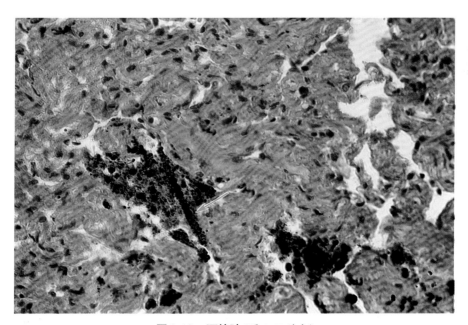

图 9-48　石棉肺(图 9-47 放大)
肺纤维化,肺泡腔闭锁、并见石棉小体(绿↗)(H.E.×200)

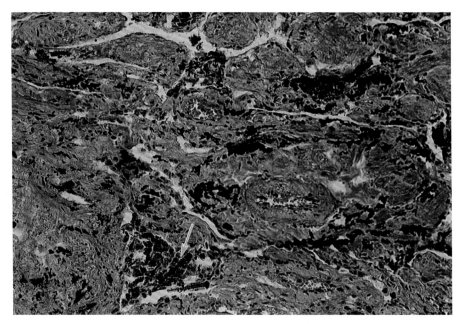

图 9-49 石棉肺

肺纤维化,肺泡腔闭锁,并见多数石棉小体(绿↗)(H.E.×100)

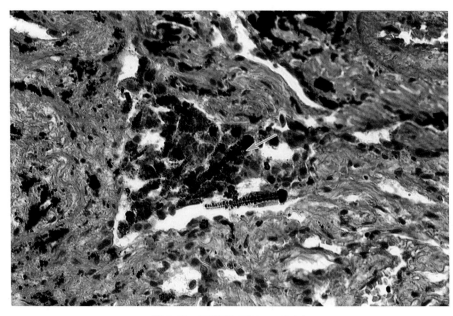

图 9-50 石棉肺(图 9-49 放大)

示多个石棉小体成堆聚集(绿↗),肺泡腔闭锁、肺组织纤维化(H.E.×200)

病理诊断：

1. 石棉肺贰期；肺间质纤维化显著（右侧严重萎陷实变，左侧较轻）。石棉小体多见，大片胸膜斑形成。

2. 右肺腺癌广泛侵犯支气管壁、间质、胸膜、淋巴结。

【案例十　水泥尘肺叁期】

病例介绍：（外院病例，右肺尖后段肿物手术切除标本）

男性，68岁，于2006年12月"因刺激性干咳2月余，加重1月"先后在本地两家三甲医院检查治疗。X线胸片检查提示：慢性支气管炎，右上肺结核；胸部CT检查提示：右肺尖不规则软组织影，考虑结核的可能性大，建议随访以除外周围型肺癌；慢性支气管炎。电子支气管镜检查：未见异常。肺功能检查：FEE 25～75 均<65%，小气道功能减损；FVC 89.9%，FEV$_1$ 81.8%，FEV$_1$/FVC% 70.02%，肺通气功能及气道阻力均正常。慢性支气管炎病史20余年，2型糖尿病病史2年。2007年2月在前述一家医院入院诊断：右肺上叶占位性质待查（肺癌？肺结核？炎性包块？）。同年3月15日行开胸手术，右肺上叶尖后段肿物行术中快速病理检查考虑尘肺。术后常规病理诊断：病变符合纤维化结节伴玻璃样变及炭尘沉积，并有坏死、骨化及淋巴细胞浸润。

职业史：

1958—1975年某水泥厂制成车间生料磨工17年。当时防护措施仅为普通纱布口罩，劳动者在工作期间未做过职业健康检查及工作场所职业病危害因素检测，至2007年手术时已脱离水泥粉尘32年。

临床诊断：

术前诊断：1. 右肺上叶占位性质待查（肺癌？肺结核？炎性包块？）。

　　　　　2. 慢性支气管炎。

　　　　　3. 2型糖尿病。

术后诊断：1. 右肺上叶纤维结节玻璃样变及矽肺。

　　　　　2. 慢性支气管炎。

　　　　　3. 2型糖尿病。

术前影像学观察：

1. X线胸片示：两肺中下细网影和少量密度较低、边缘不甚清晰的圆形小阴影；右肺尖密度不均匀性增高，该区肋间变窄（图9-51）。

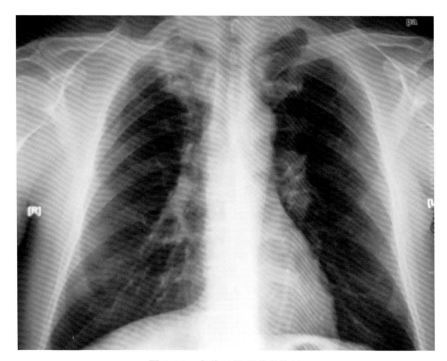

图 9-51　术前 X 线后前位胸片

两肺中下细网影和少量密度较低、边缘不甚清晰的圆形小阴影,右肺尖斑结状密度不均匀性增高,局部肋间变窄

2. CT(肺窗)示:右肺尖团块状影,边缘多数粗大纤维条索伸向胸壁,酷似伪足状,毗邻胸膜增厚,局部胸廓缩小(图 9-52);两肺广泛细小结节状影,左肺胸膜下结节影(图 9-53)。

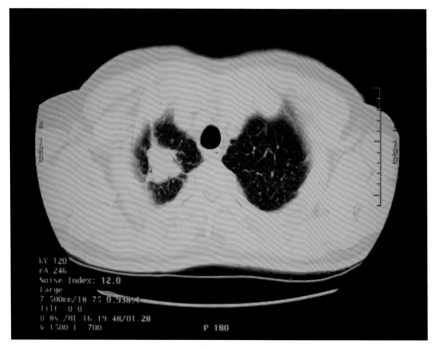

图 9-52　术前 CT 平扫肺窗

右肺尖团块状影,边缘有多数粗大纤维条索伸向胸壁,酷似伪足状,毗邻胸膜增厚,局部胸廓缩小

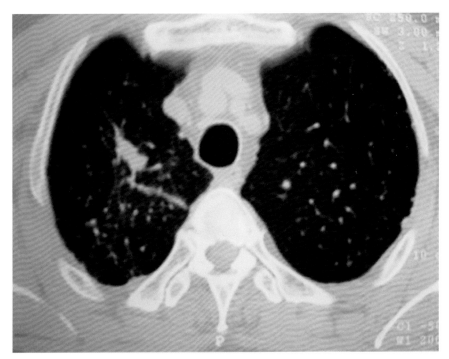

图 9-53 术前 CT 平扫肺窗

两肺广泛细小结节状影,以右肺团块周围及双肺中后区分布较多,左侧胸膜下结节

3. CT(纵隔窗)示:右上肺块状影(35.7mm×32.3mm),其内示小点状钙化及低密度影,CT 值 70.5(HU)(图 9-54)。

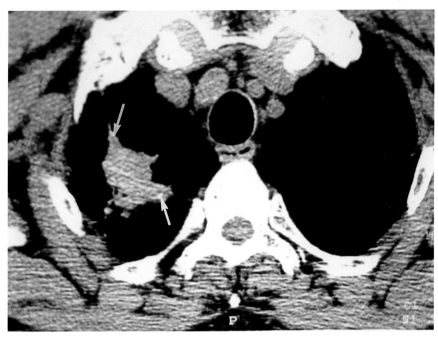

图 9-54 术前 CT 平扫纵隔窗

右上肺团块状影(绿↗),边缘棘状突起,其内示小点状钙化(黄　)及低密度影,CT 值 70.5(HU)

病理检查：

大体：肺组织1块，大小为17cm×5.5cm×4.5cm，灰黑、灰红色，切面可见一3cm×2cm×2cm灰黑、灰白相间的质硬区（手术医院提供）。

镜检：见团块由粗大密集多种走向的胶原纤维和大量粉尘相间杂构成，伴坏死、钙化、骨化及空洞形成（图9-55、图9-56、图9-57）及慢性炎细胞浸润；团块内及周围还可见硬化毁损的血管、支气管及无气肺泡，肺泡腔内可见尘细胞及粉尘；团块边缘的胶原纤维向周围的肺间质呈放射状延伸；周围肺组织呈肺泡萎缩、塌陷、肺间质尘性纤维化（图9-58、图9-59、图9-60）；胸膜见胶原纤维增生、明显增厚，并与团块粘连（图9-61）。

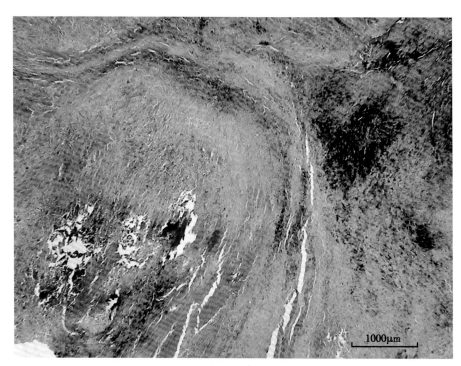

图9-55　水泥尘肺
块状纤维化内粗大的胶原纤维呈多向走行，与粉尘相间杂，伴钙化（H.E.×20）

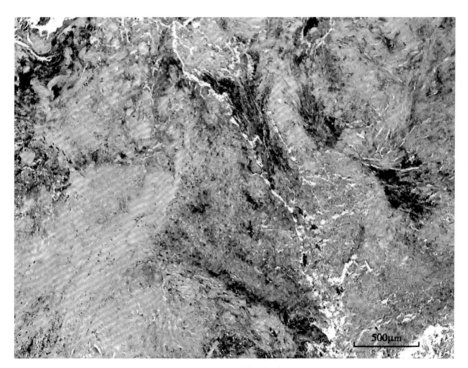

图 9-56　水泥尘肺

块状纤维化由粗大的胶原纤维与粉尘相间杂,伴坏死(H.E.×40)

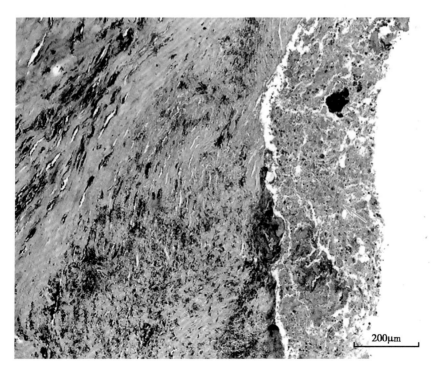

图 9-57　水泥尘肺

肺内块状纤维化空洞形成,壁内层为坏死组织(绿↗)(H.E.×100)

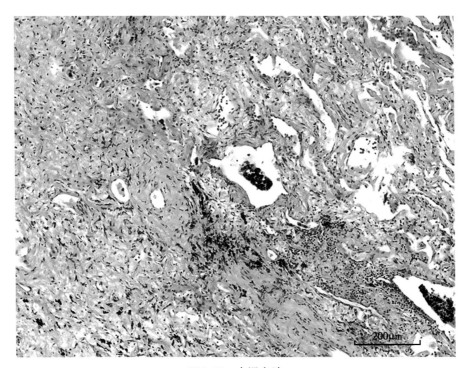

图 9-58　水泥尘肺

块状纤维化周围肺组织弥漫纤维化，小血管壁增厚及肺泡内粉尘（H.E.×100）

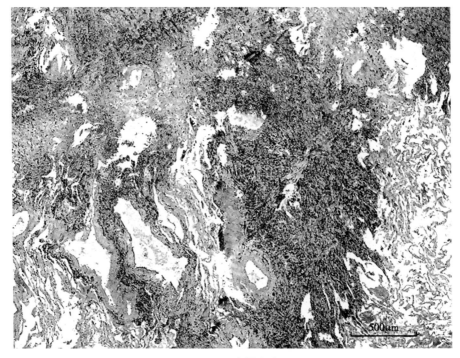

图 9-59　水泥尘肺

支气管、血管周围有大量粉尘沉着及轻度纤维组织增生（H.E.×40）

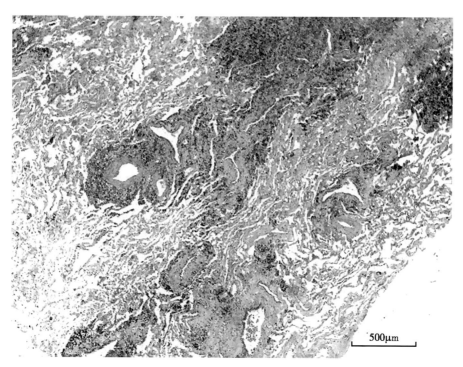

图 9-60 水泥尘肺
肺内小血管壁增厚及粉尘沉着(H.E.×40)

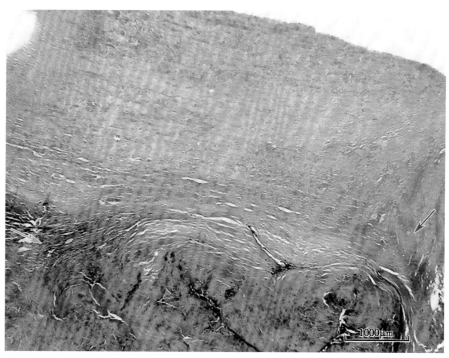

图 9-61 水泥尘肺
明显增厚的胸膜(蓝↗)与纤维化团块粘连(绿↗)(H.E.×20)

病理诊断：水泥尘肺叁期。

小结：

本例为水泥生料磨工 17 年，主要接触水泥原料的砂页岩和石灰石粉尘。脱尘 32 年后影像学发现右肺上叶尖后段有占位病变，病理检查肺内肿块大小为 3cm×2cm×2cm 的尘性块状纤维化，肺间质纤维化、尘斑及尘性结节。结合职业史，病变符合水泥尘肺叁期的病理改变。

【案例十一　铝尘肺壹期，弥漫性纤维化型】

病例介绍：

男性，86 岁。

职业史：

某炮竹厂装白药 38 年，车间白药粉尘浓度最高达 139.8mg/m³（白药粉尘含铝 70%）。

临床资料：

1964 年退休，长期有气促、咳嗽、胸痛、食欲缺乏等症状。1973 年以来历年胸片诊断为炮竹工尘肺壹期。1983 年 10 月 29 号因进食后呕吐，下肢无力伴咳嗽气促 7 天而入院。入院后第 5 天死于呼吸衰竭。

大体：

胸腔淡黄色积液约 400mL。胸膜增厚，左胸膜与心包粘连，肺放入福尔马林固定液时，气管内有银灰色粉状物漂浮出来。肺呈黑色，质较坚韧，肺间质纤维化以双下肺较严重。肺门支气管旁有数个大小约 1cm×2.5cm 黑色质硬的结节。右肺门有一约 4.5cm×4cm×6cm 大小的肿物，质硬、边缘不清。右肺上叶近肺门和外侧分别有一约 0.8cm 大小圆形灰白色的钙化灶。左上肺及右肺中叶外侧肺气肿严重，呈蜂窝状。右心明显增大，有少量淡黄色腹腔积液。左右肝叶均见 2～4cm 大小的结节状病灶。胃肠道未见明显病变。

肺内元素及肺胶原分析：铝 98.3mg/ 全肺，SiO_2 4.9mg/ 全肺，肺胶原蛋白（即羟脯氨酸）含量：左肺 22.94mg/g 鲜肺，右肺 35.94mg/g 鲜肺。

镜下：

大量黑色粉尘（经桑色素荧光染色证实为铝粉）沉积在胸膜下，肺泡隔、小叶间隔、细支气管和小血管周围，形成伴有灶周肺气肿的星芒状、圆形或不规则粉尘纤维灶。病变约占全肺面积 50%。肺间质纤维化占 30%。支气管淋巴结见大量粉尘及粗大的胶原纤维。右肺中下叶见肝癌转移灶。右肺上叶钙化灶为陈旧性肺结核。肝结节灶为肝细胞肝癌。

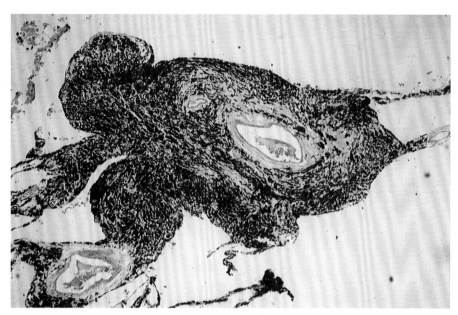

图 9-62　炮竹工尘肺（铝尘肺）
尘斑及灶周肺气肿（H.E.×50）

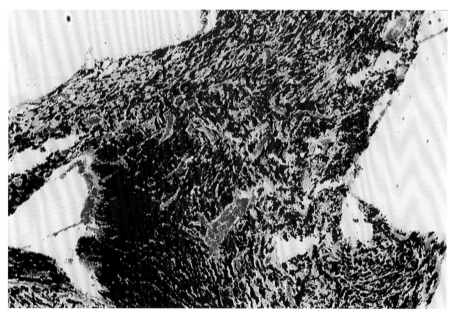

图 9-63　炮竹工尘肺（铝尘肺）
尘斑及灶周肺气肿（H.E.×100）

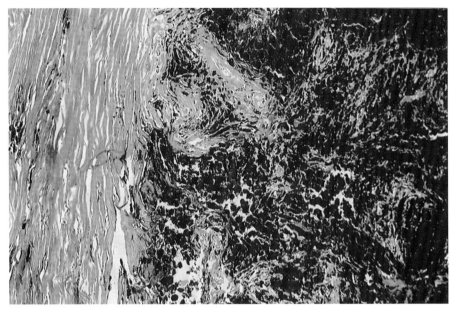

图9-64　炮竹工尘肺（铝尘肺）

肺内大片尘性纤维化，可见大量粉尘沉着（H.E.×100）

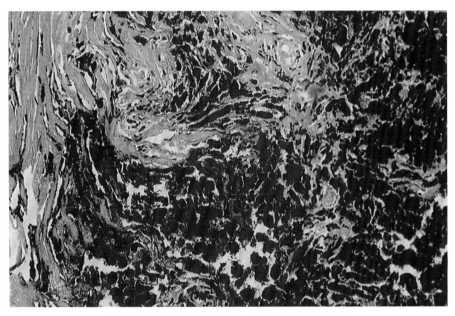

图9-65　炮竹工尘肺（铝尘肺）（图9-64高倍图）

示肺内大片尘性纤维化，粉尘与胶原纤维相间杂（H.E.×200）

病理诊断：

1．铝尘肺壹期，弥漫性纤维化型。

2．肝细胞癌肺转移。

3．陈旧性肺结核。

【案例十二　电焊工尘肺贰期，混合型】

病例介绍：

男性，50岁。

职业（工种）：船厂电焊工（手把焊）。

临床资料：

因胸闷、气短、咳嗽日益加重，血压180/120mmHg，住院治疗无效，于1982年4月19日因Ⅱ期电焊混合尘肺合并高血压，急性肾衰竭，尿毒症死亡。

职业史：

1951年8月—1952年8月，某造船厂锅炉车间除锈工。

1952年8月—1953年8月，某造船厂木工车间木工。

1953年8月—1964年10月，某造船厂木工车间手把焊，仓内，陆地。

1964年10月—1981年，某造船厂船体车间手把焊，仓内。

1981年—1982年4月，某造船厂木工车间手把焊，仓内，陆地。

电焊工种：总工龄29年。

尸检时间：1982年4月23日上午9时45分。

大体：

死者为一中年男性，营养状况中等。身高：1.59m，背臂可见尸斑，角膜浑浊，瞳孔等圆，直径0.3cm，鼻孔，耳有少许分泌物，头发稍稀疏，躯干部分表皮脱落，左、右腕部有输液针孔，龟头涂有红药水。无其他畸形。

胸腔有草黄色液体，右侧860mL；左侧730mL。横膈高度：右侧第五肋间，左侧第六肋间，胸膜无粘连。心包腔有140mL草黄色液体，心包膜有纤维素性粘连，可以剥离。

肺：表面光滑，呈灰黑色，可见弥漫性均匀一致的，绿豆大小的黑色粉尘病灶。切面可见：胸膜下及肺组织中有多数均匀散在分布的粉尘灶，粟粒样大小，大者2mm，质较韧，不同程度的肺气肿。

气管、支气管、肺淋巴结：蚕豆大小，数量增多，质韧，切面呈黑色，未见明显纤维化。

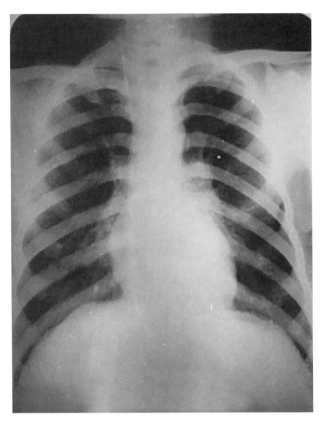

图 9-66　病人生前 X 线胸片

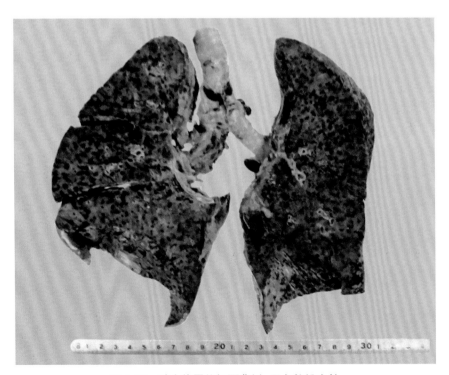

图 9-67　肺大体零位切面背侧,示多数粉尘灶

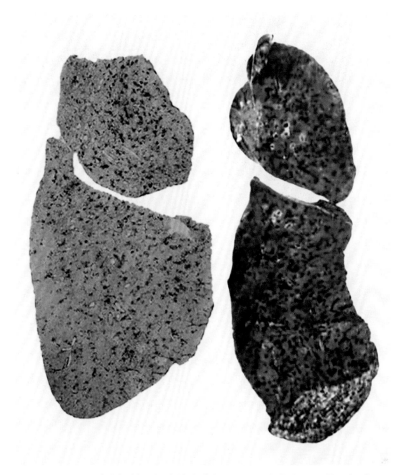

图9-68　左肺大切片和相应的大体切面，可见多数尘斑及灶周气肿

镜下：

肺：胸膜局限性粉尘沉着及少量纤维组织增生，小血管增多，充血，炎细胞浸润不明显。

胸膜下及肺组织中散布有多数粉尘细胞灶及尘性纤维化。病灶一般0.5～2.0mm，呈放射状，主要位于末梢呼吸性支气管及其周围肺组织，并向邻近肺间质延伸。小支气管壁有大量粉尘沉着并扩大，有的破坏形成类似煤肺时所见的小叶中央型肺气肿。

尘细胞灶较小（0.5～1.5mm）由多数饱噬粉尘的尘细胞聚集而成，尘细胞间未见胶原纤维。粉尘纤维灶较大（1.5～2.0mm），在聚集的尘细胞间出现有不等量的胶原纤维，并有较多的新生小血管，胶原纤维走向不定，常穿插交错于病灶中，在胶原纤维增生明显的病灶（即结节），纤维成分可占病灶的4/5，有的还形成不典型类同心圆状排列，但少见胶原纤维玻璃样变。偶见个别病灶玻璃样的胶原纤维环绕肺内小支气管呈环状硬化，其管腔可见大量含尘的噬细胞。病灶中的粉尘微粒呈黑褐色（H.E.），用普鲁士蓝染色呈强阳铁反应，高温灰化片暗视野检查未见石英尘粒。

肺泡间隔及血管，支气管壁，常见明显的粉尘沉着，肺泡壁显著增宽。有的可见少量增生的胶原纤维（V.G.），支气管黏膜上皮增生，部分呈鳞状上皮化生，并常见脱落于管腔内，但未见炎细胞。

其他肺组织充血,肺泡腔内有多数吞噬细胞尘粒的噬细胞及少量的蛋白性渗出物,有的地区间质细胞轻度增生,可见轻度肺气肿。

气管、支气管、肺淋巴结:包膜无增厚,淋巴窦扩张,窦内及髓索中有大量粉尘沉着和不同程度的纤维化及胶原纤维玻璃样变,这些粉尘铁反应多数阴性,仅少量呈阳性反应。

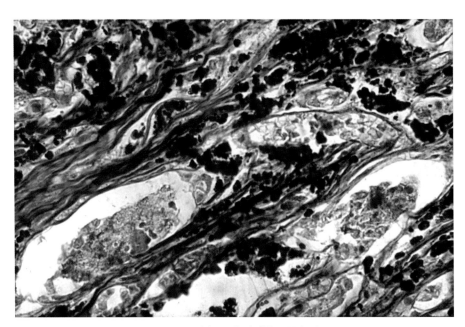

图 9-69 电焊工尘肺贰期,混合型
示肺泡壁纤维化粉尘沉着,肺泡腔退变尘细胞及坏死物(甲苯胺蓝染色)

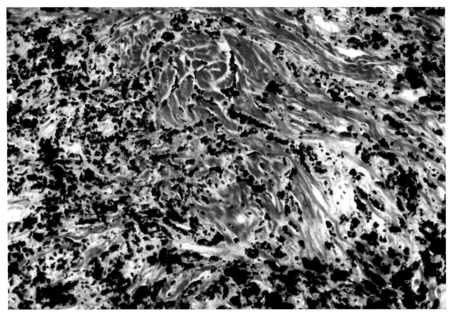

图 9-70 肺内尘性结节
有大量铁尘沉着及胶原纤维增生(超过50%)(普鲁士蓝染色)

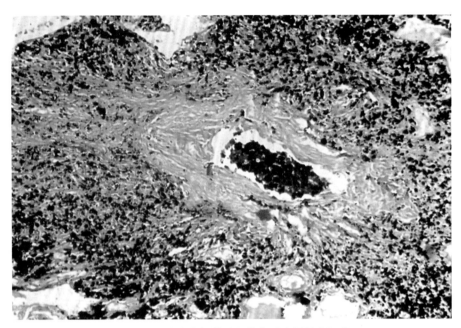

图 9-71　肺内支气管壁纤维化及大量铁尘沉着

平滑肌增厚,管腔内可见铁尘(普鲁士蓝染色)

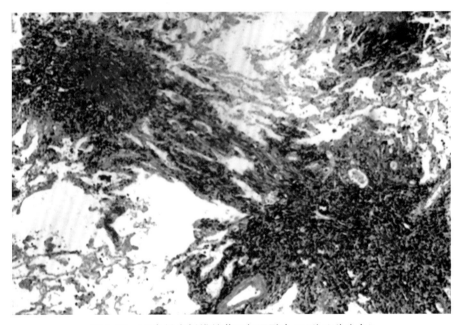

图 9-72　两个粉尘纤维结节正相互融合(甲苯胺蓝染色)

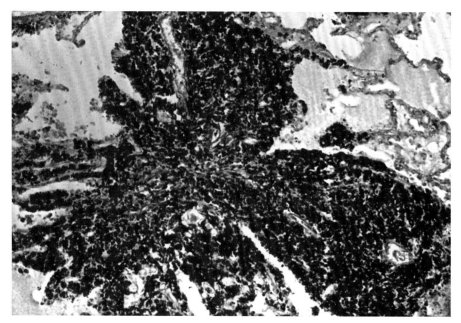

图9-73　肺内尘斑呈放射状,粉尘为黑褐色铁尘(H.E.)

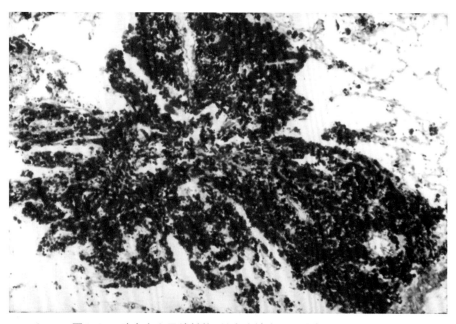

图9-74　肺内尘斑呈放射状,粉尘为铁尘呈深蓝色(同图9-73)
(普鲁士蓝染色　阳性)

临床诊断:

1．电焊工尘肺贰期,混合型。

2．高血压。

3．急性肾衰竭、尿毒症。

病理诊断:

电焊工尘肺贰期,混合型:肺内布满多数粉尘细胞灶及粉尘纤维灶;呼吸性细支气管壁扩大,有大量粉尘沉着及小叶中心型肺气肿;胸膜、肺间质及肺泡壁增厚,粉尘沉着及轻度纤维化;肺泡腔内有较多含尘细胞及单核细胞;支气管黏膜上皮增生及化生。肺充血,肺水肿。

小结:

本例为船厂电焊工(手把焊),工龄 29 年,临床诊断为电焊工尘肺贰期,混合型,因高血压,肾衰竭,尿毒症死亡。

尸检发现本例主要特点为两肺均匀散布有多数大小一致的斑点状粉尘灶,肺内呼吸性细支气管及其伴随的肺组织有多数 0.5～2mm 的尘细胞粉尘灶及粉尘纤维灶。支气管壁粉尘沉着,管腔扩大,壁破坏形成类似煤肺时所见的小叶中心型肺气肿。支气管上皮部分增生及鳞状上皮化生。支气管壁、血管壁及肺泡隔有明显的粉尘沉着及轻度纤维化。肺内沉着的粉尘经高温灰化暗视野检查和普鲁士蓝染色证明主要是铁尘,可能还有炭尘,未见石英尘粒,表明铁尘的沉着能引起肺内胶原纤维的增生,并形成小结节状(1～2mm)的粉尘纤维灶。这与本例 X 线胸片上影像主要表现为两肺野均匀分布的 1～2mm 的点状阴影的特点是相符的。

根据该厂电焊烟尘成分分析表明,主要是三氧化二铁(占 77.01%),其次为少量的二氧化硅(7.22%)及二氧化锰(7.0%)等。本例的粉尘细胞灶及粉尘纤维灶的表现形式,类似于煤肺的煤尘细胞灶(煤斑或尘斑)和煤尘纤维灶(煤结节),其中有的病灶胶原纤维增生明显,形成不典型同心圆状排列,但增生的胶原纤维很少发生玻璃样变,也未见融合病灶,而是以弥漫性、散在孤立分布为特点,这种表现与该厂过去焊工尸检所见基本类似。

【案例十三 铸工尘肺壹期】

病例介绍:

男性,56 岁。

职业史:

1958—1972 年,重型机器厂清砂工、铸钢车间冲爆工,清砂 14 年(干式操作)。

临床诊断:

胸闷、气急、咳嗽,两肺呼吸音粗,有少量哮鸣音。有气管炎及哮喘史。

1973 年 3 月,疑似矽肺。

1976 年 3 月,肺科门诊:右上肺干酪病变,胸片复查,有空洞存在,痰结核菌检查(+)。

1978 年 8 月,市诊断组:两肺气肿、左上肺纤维化,其间有含液胞(空洞)。

1980 年 1 月,因气喘急、剧烈咳嗽急诊;1 月 3 日因呼吸衰竭死亡。

大体检查:

左右两肺表面可见较多黑色尘斑,右上可见一空洞(1.5cm×2.0cm)与周围肺组织粘连,右下部分实变。二肺下叶气肿明显。肺门淋巴结黄豆至蚕豆大,黑色。

镜下检查:

肺内小血管、小支气管周围、肺泡间隔及胸膜下有部分黑色及棕灰色粉尘沉着(偏光显微镜±;普鲁士蓝染色阳性 Fe^+)并有较多胶原纤维增生,有的呈不典型的类结节,肺泡间隔增宽、胸膜增厚，局部明显气肿。肺门淋巴结可见较多粉尘沉着。右上肺可见干酪样坏死，周围有朗汉斯巨细胞、上皮样细胞、单核细胞。此外，尚见肺淤血水肿；支气管炎及小叶性肺炎，并有部分寄生虫卵沉着于肺间质（血吸虫卵钙化）。

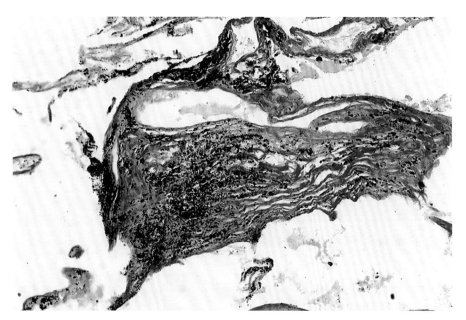

图 9-75　铸工尘肺合并结核
肺内尘性纤维结节及灶周气肿（V.G. 染色　×100）

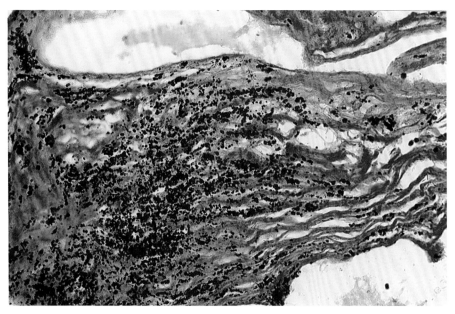

图 9-76　**铸工尘肺合并结核**（图 9-75 高倍图）
示尘性纤维结节有大量黑色粉尘沉着（V.G. 染色　×200）

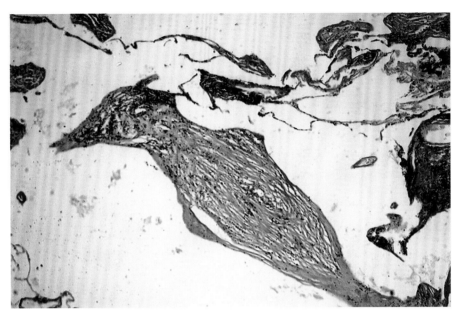

图 9-77　铸工尘肺合并结核
肺内尘性纤维结节及灶周气肿（V.G. 染色　×50）

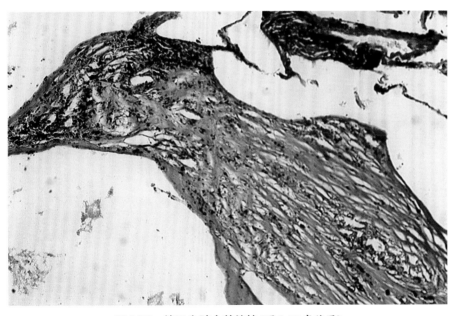

图 9-78　铸工尘肺合并结核（图 9-77 高倍图）
示肺内粉尘纤维结节及灶周气肿（V.G. 染色　×200）

病理诊断：

1. 铸工尘肺壹期合并结核。
2. 纤维干酪型结核，合并空洞形成（右上肺）。
3. 支气管炎并发小叶性肺炎。
4. 两肺弥漫性肺气肿。
5. 局限性胸膜炎。

【案例十四　矽肺叁期】

病例介绍：

男性，42岁，因气喘和咳嗽，在当地医院住院检查出支气管和肺部有问题，后在当地诊所输液治疗过程中出现呼吸急促，经抢救无效死亡。

死亡时间：2015年6月28日。

职业史：询问家属得知死者无固定职业，当过柴油发电机技工（约1年），电焊工（约2年），瓜子工厂当工人（约1年）等，尸检后追问得知死者曾有金矿工作史，时间约3年。

尸检时间：2015年07月01日。

病理学检查：

大体：

胸部：胸部隆起呈桶状胸；双侧胸膜广泛粘连，胸腔未见积液。心包脏、壁两层广泛粘连。

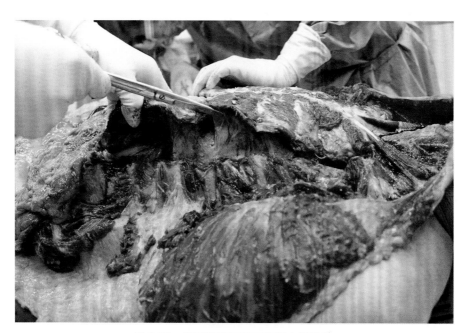

图 9-79　壁层胸膜与脏层胸膜广泛粘连

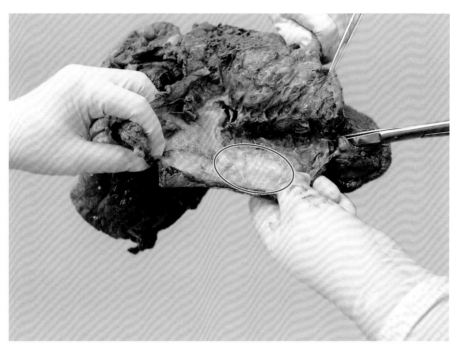

图9-80 胸膜斑

心脏：重430.7g，三尖瓣周径11cm，肺动脉瓣周径8cm，二尖瓣周径7.8cm，主动脉瓣周径7cm，三尖瓣增厚，其余各瓣叶未见明显增厚和粘连。左室肌壁厚1.5cm，右室肌壁厚0.6cm，室间隔厚1.6cm。肺动脉圆锥显著膨隆，心尖钝圆（横位心），右心室肥厚，扩张，右室内乳头肌和肉柱显著增粗。

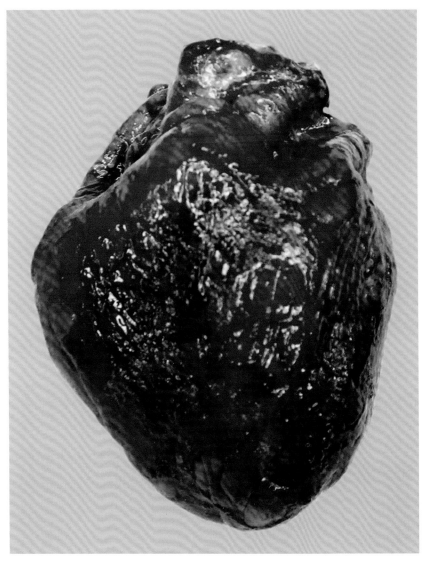

图 9-81　矽肺叁期　心脏正面（新鲜标本）

肺动脉圆锥显著膨隆，心尖钝圆（横位心），右心室肥厚，扩张，右室内乳头肌和肉柱显著增粗

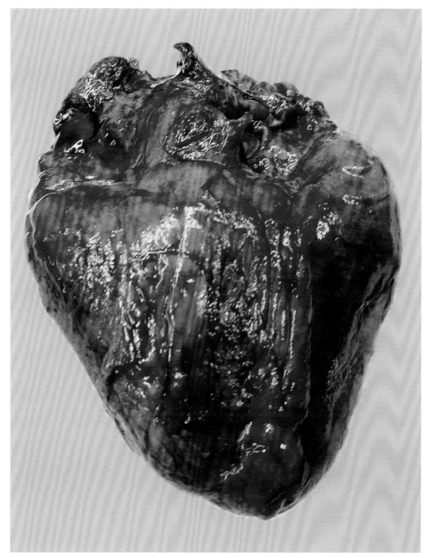

图 9-82 矽肺叁期 心脏背面（新鲜标本）
肺动脉圆锥显著膨隆，心尖钝圆（横位心），右心室肥厚，扩张，右室内乳头肌和肉柱显著增粗

双肺：双肺重 1555.1g。左肺大小 23.5cm×10cm×7.8cm，右肺大小 24cm×12cm×9cm。双肺胸膜脏、壁两层广泛纤维性粘连，肺下叶胸膜与膈肌广泛粘连。左肺尖见两个肺大泡，大小分别为 2cm×1.3cm×1cm，1cm×1cm×0.5cm。左肺底见一肺大泡，大小 5.5cm×4.7cm×1.5cm。右肺下叶底部见三个肺大泡，大小分别为 11cm×7.5cm×3.5cm，5cm×4cm×2cm，6cm×2cm×2.5cm。双肺切面质软呈海绵状，切面见多个大小不等的黑色质硬结节，切开时阻力大，有沙砾感。肺门可见肿大淋巴结，支气管壁管壁增厚。左肺近肺门处见两个黑色团块样病变，大小分别为 4.5cm×2.2cm 和 4cm×2cm。右上肺见一黑色质硬团块样病变，大小为 4cm×2.5cm×4.5cm。右下肺见一黑色团块样病变，大小为 4cm×1.8cm×4.5cm。

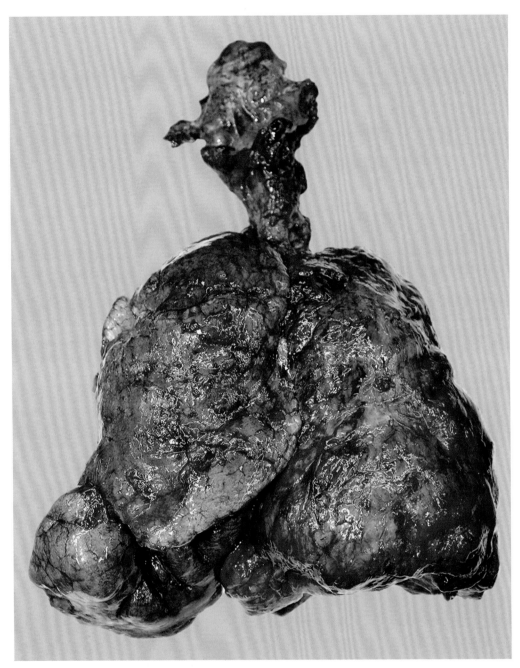

图9-83　矽肺叁期　全肺（尘肺）新鲜标本
全肺显著气肿，膨大，边钝，弹性差（新鲜标本）

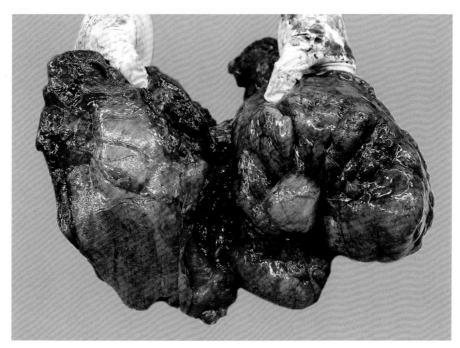

图 9-84　左肺底肺大泡（大小 5.5cm×4.7cm×1.5cm）

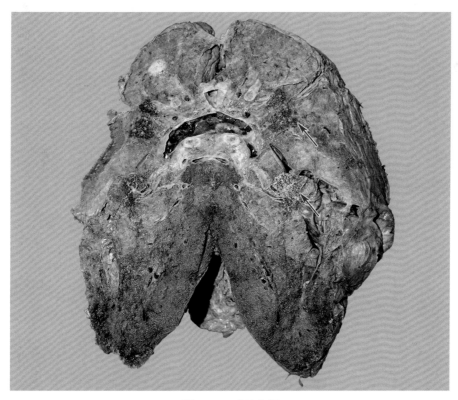

图 9-85　矽肺叁期

左肺切面见两个（红↗）大的团块样结节病灶

镜下：

心脏：左心房内膜明显增厚，心肌间质脂肪浸润，心肌呈波浪状弯曲，左室前壁及室间隔小血管内炎细胞聚集，右室外膜纤维性增厚，右心室及室间隔心肌纤维细胞肥大，部分心肌细胞核大，畸形。主动脉瓣、二尖瓣及三尖瓣瓣膜纤维性增厚。

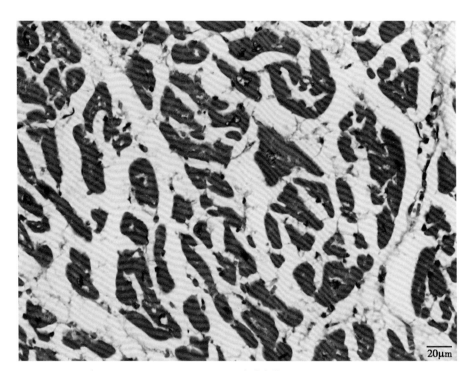

图 9-86 矽肺叁期

示右心室心肌细胞肥大，核畸形

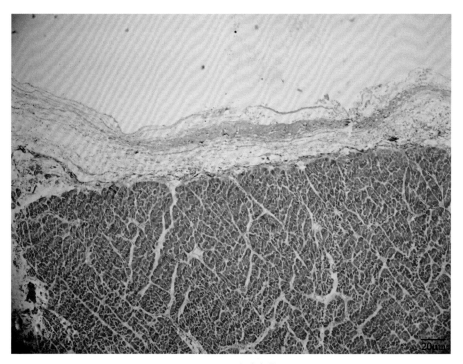

图 9-87 矽肺叁期
示右心室心外膜增厚，纤维组织增生

  双肺：胸膜明显纤维性增厚，双肺肺泡明显扩张，肺泡间隔变窄并断裂，相邻肺泡融合成较大囊腔。肺内见多个大小不等的纤维化结节及尘斑，部分结节中胶原纤维玻璃样变。肺间质增宽，小血管增多，小血管管壁增厚，管腔狭窄，周围多量炎细胞浸润。左下肺见片状出血。肺门淋巴结肿大，肿大的淋巴结内见结节样病变及纤维化玻璃样变。偏光显微镜下可见肺组织巨噬细胞聚集区和纤维化结节内的硅尘样颗粒。左下肺及左肺尖见灶状出血。

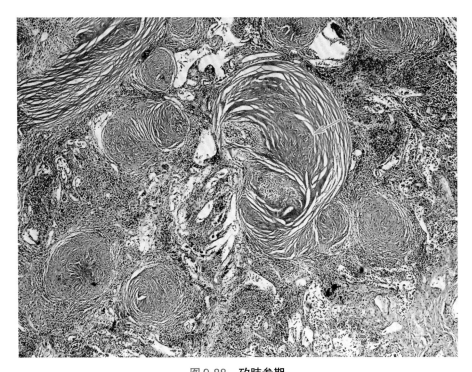

图9-88　矽肺叁期
示多个融合之矽结节样病变,胶原纤维呈类同心圆状排列(绿↗),肺间质纤维化及炎症细胞浸润,
右下可见残留肺组织(H.E.×200)

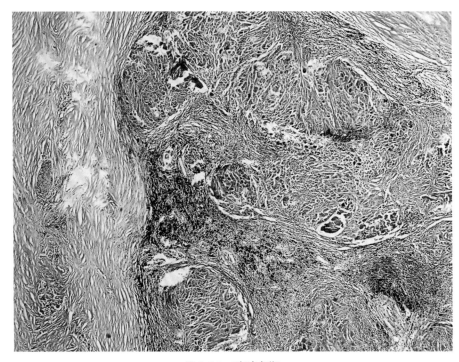

图9-89　矽肺叁期
肺门淋巴结包膜增厚,结构消失为结节样病变所代,结节间可见纤维组织增生及粉尘沉着(H.E.×200)

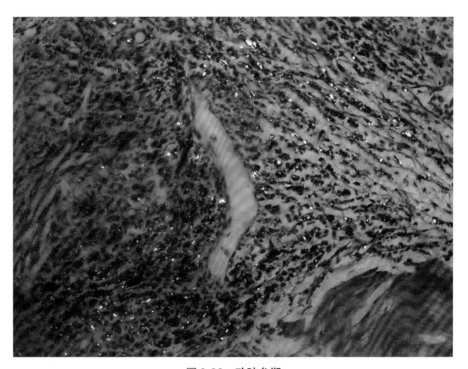

图 9-90　矽肺叁期
示偏光显微镜下肺组织内结节间可见大量双折光类石英颗粒

病理诊断：

1. 矽肺叁期，肺块状纤维化及间质纤维化，肺大泡。
2. 肺心病（心脏肥大，重 430.7g），心包纤维粘连。

（邹昌淇　关砚生　苏　敏　马国云　江瑞康　陈　岗）

ICS 13.100
C 60

GBZ

中华人民共和国国家职业卫生标准

GBZ 25—2014
代替 GBZ 25—2002

职业性尘肺病的病理诊断

Pathological diagnosis criteria of pneumoconioses

2014-10-13 发布   2015-03-01 实施

中 华 人 民 共 和 国
国家卫生和计划生育委员会   发布

前　　言

根据《中华人民共和国职业病防治法》制定本标准。

本标准按照 GB/T 1.1—2009 给出的规则起草。

本标准代替 GBZ 25—2002《尘肺病理诊断标准》，与 GBZ 25—2002 相比，主要修改如下：

——标准名称由《尘肺病理诊断标准》修改为《职业性尘肺病的病理诊断》；

——增加第 2 章"术语和定义"；

——删除了原标准 3.1 无尘肺；

——原标准 3.2 Ⅰ期尘肺 c)"全肺尘斑 - 气肿面积占 50% 及以上"改为 4.1c)"全肺尘斑 -
气肿面积大于等于 30%，小于 75%"；

——尘肺壹期和尘肺贰期中新增了结节、尘斑、弥漫性肺纤维化综合评分法［见 4.1d)、
4.2d)］；

——新增附录 C"结节、尘斑、弥漫性肺纤维化综合评分法"；

——新增 D.4"尘肺大体标本眼观病变摄像记录方法"。

本标准由卫生部职业病诊断标准专业委员会提出。

本标准负责起草单位：汕头大学医学院。

本标准参加起草单位：中国疾病预防控制中心职业卫生与中毒控制所、国家安监总局
职业安全卫生研究所、江西省劳动卫生职业病防治研究院、开滦（集团）责任有限公司职业
病院职防所、上海市肺科医院、四川大学公共卫生学院、浙江省医学科学院。

本标准主要起草人：苏敏、邹昌淇、关砚生、谢汝能、李毅、陈岗、张岩松、田东萍、郑
敏、毛翎、张幸、程薇波。

本标准所代替标准的历次版本的发布情况为：

——GB 8783—1988；

——GBZ 25—2002。

职业性尘肺病的病理诊断

1 范围

本标准规定了职业性尘肺病（以下简称尘肺病）的病理诊断原则及病理分期。

本标准适用于国家颁布的《职业病分类和目录》中规定的各种尘肺病的病理诊断。本标准仅适用于尸体解剖和外科肺叶切除标本。

2 术语和定义

下列术语和定义适用于本文件。

2.1

尘肺结节 pneumoconiosis nodule

肺组织中出现矽结节、混合尘结节、矽结核结节。

2.2

尘性弥漫性纤维化 diffuse coniofibrosis

肺组织中出现肺间质呈不同程度纤维性增厚，可见局限性蜂房样变。

2.3

尘斑 dust macule

肺组织中出现胶原纤维成分不足50%的粉尘灶，可伴有灶周肺气肿。

3 诊断原则

根据可靠的职业活动中粉尘接触史，按本标准要求的规范化检查方法得出的病理检查结果为依据，参考受检者历次X线胸片、病历摘要、死亡志，并排除其他原因可能导致的相似病理改变，方可做出尘肺病的病理诊断。

4 诊断分期

4.1 尘肺壹期

符合下列条件之一者：

a）全肺各切面（大体和镜检）尘肺结节总数大于等于20个，小于50个；

b）全肺尘性弥漫性肺纤维化达到1级（1度）及以上；

c）全肺尘斑-气肿面积大于等于30%，小于75%；

d）按结节、尘斑、弥漫性肺纤维化综合评分法计算20～49分。

4.2 尘肺贰期

符合下列条件之一者：

GBZ 25—2014

　　a）全肺各切面（大体和镜检）尘肺结节总数在 50 个及以上；

　　b）全肺尘性弥漫性肺纤维化达到 2 级（2 度）及以上；

　　c）全肺尘斑 - 气肿面积占 75% 及以上；

　　d）按结节、尘斑、弥漫性肺纤维化综合评分法计算 50 分及以上。

4.3　尘肺叁期

符合下列条件之一者：

　　a）肺内出现 2cm × 2cm × 2cm 尘性块状纤维化；

　　b）尘性弥漫性肺纤维化达到 3 级（3 度）及以上。

5　正确使用本标准说明

参见附录 A。

6　尘肺病理诊断标准注释

见附录 B。

7　结节、尘斑、弥漫性肺纤维化综合评分法

见附录 C。

8　尘肺病理标本检查法

见附录 D。

9　病理检查申请单、记录表、报告单

见附录 E。

附　录　A
（资料性附录）
正确使用本标准的说明

A.1　鉴于小片活检肺组织不能全面反映肺组织的病变程度,故不能作为尘肺病理诊断的依据。但在小片活检肺组织标本中观察到尘肺结节、尘性弥漫性纤维化、尘斑等尘性病变,病灶经偏光显微镜检查可见石英尘粒,对解释影像学改变具有辅助支持的作用,可作为诊断和鉴别诊断的参考依据。小片活检肺组织未发现尘性病变也不能作为排除尘肺病的依据。

A.2　尘肺病理诊断不主张因尘肺可疑而进行外科切除肺叶诊断,外科肺叶切除标本是指因本病以外的其他疾病而实施肺叶切除手术所获得的标本。诊断外科肺叶切除标本时,要换算为全肺病变后作出诊断。

A.3　病理医师应经培训后可以从事尘肺病的病理诊断。

GBZ 25—2014

附　录　B
（规范性附录）
尘肺病理诊断标准注释

B.1　尘肺名称

按国家颁布的《职业病分类和目录》规定的尘肺名称命名。

B.2　尘肺病理类型

结节型尘肺病变以尘性胶原纤维结节为主，可伴有其他尘性病变存在。

弥漫纤维化型尘肺病变以肺尘性弥漫性胶原纤维增生为主，可伴有其他尘性病变存在。

尘斑型尘肺病变以尘斑-气肿为主，可伴有其他尘性病变存在。

B.3　尘肺病变

B.3.1　尘肺结节

眼观：病灶呈类圆形、境界清楚、色灰黑、触摸有坚实感。

镜检：或为矽结节，即具有胶原纤维核心的粉尘性病灶；或为混合尘结节，即胶原纤维与粉尘相间杂，但胶原纤维成分占50%以上的病灶；或为矽结核结节，即矽结节或混合尘结节与结核性病变混合形成的结节。

B.3.2　尘性弥漫性纤维化

呼吸细支气管、肺泡、小叶间隔、小支气管和小血管周围、胸膜下区因粉尘沉积所致的弥漫性胶原纤维增生。

B.3.3　尘斑

眼观：病灶暗黑色、质软、境界不清、灶周多伴有扩大的气腔（灶周肺气肿）。

镜检：病灶中网织纤维、胶原纤维与粉尘相间杂，胶原纤维成分不足50%。病灶与纤维化肺间质相连呈星芒状，常伴灶周肺气肿。

B.3.4　尘性块状纤维化

眼观：病变为2cm×2cm×2cm以上的灰黑色或黑色、质地坚韧的纤维性团块。

镜检：或为尘肺结节融合或为大片尘性胶原纤维化或为各种尘肺病变混杂交织所组成。

B.3.5　粉尘性反应

肺、胸膜、肺引流区淋巴结粉尘沉积、巨噬细胞反应、轻微纤维组织增生等。

B.4　尘肺病变范围及严重程度的判定

B.4.1　结节计数：

a）结节直径小于2mm，计作0.5个（镜下计数为准）；

b）结节直径在 2mm 以上，计作 1 个（眼观计数、镜下确定）；

c）结节直径在 5mm 以上，计作 2 个（眼观计数、镜下确定）；

d）结节直径在 10mm 以上，计作 3 个（眼观计数、镜下确定）。

B.4.2 尘性弥漫性纤维化的分级：

a）1 级   病变占全肺面积大于等于 25%，小于 50%；

b）2 级   病变占全肺面积大于等于 50%，小于 75%；

c）3 级   病变占全肺面积 75% 及以上。

B.4.3 尘性弥漫性纤维化严重度的确定：

a）1 度   纤维化局限于肺小叶内，或肺小叶间隔、小支气管及小血管周围尘性纤维化；

b）2 度   在 1 度基础上，纤维化互相联结形成网架状或斑片状，可伴局限性蜂房变；

c）3 度   纤维化毁损大部分肺组织或形成纤维团块；

d）病变严重度的判定   以 20 张切片的平均度为准。诊断石棉肺时，须查见石棉小体。石棉肺并发的胸膜斑总面积超过 200cm^2 时，尘肺病变达不到壹期或壹与贰期之间者，可分别诊断为壹期或贰期。

B.4.4 尘斑计量

a）壹期：尘斑 - 气肿面积占全肺面积大于等于 30%，小于 75%；

b）贰期：尘斑 - 气肿面积占全肺面积 75% 及以上。

B.5   尘肺并发病

B.5.1 肺结核及胸膜病变。

B.5.2 非特异性肺感染：着重细菌、病毒及霉菌性支气管炎、肺炎及肺脓肿、支气管扩张症等。难于区别炎症引起的纤维化与粉尘引起的纤维化时，可作为尘性弥漫性纤维化诊断并分期。

B.5.3 肺心病、非尘性肺气肿、气胸。

B.5.4 石棉所致肺癌及恶性胸膜间皮瘤。

GBZ 25—2014

附 录 C

（规范性附录）

结节、尘斑、弥漫性肺纤维化综合评分法

C.1 结节、尘斑、弥漫性肺纤维化综合评分法

尘肺病理损害包括结节、尘斑、弥漫性纤维化，这三种病理改变常常混合存在，采用综合评分法能更全面客观地反映尘肺的病理损害。诊断时，将三种病变损害得分相加，所得总分作为诊断分期的依据。

C.2 计分原则

每个结节为 1 分；尘斑每占全肺面积 1.5% 为 1 分；弥漫性肺纤维化，1 度时每占全肺面积 1.25% 为 1 分，2 度起，则每占全肺面积 1% 为 1 分。

C.3 综合评分法与诊断标准的关系表及总和公式

结节、尘斑、弥漫性肺纤维化综合评分法与诊断标准的关系见表 C.1。

表 C.1 结节、尘斑、弥漫性肺纤维化综合评分法与诊断标准的关系

尘肺期别	病变指标	损害指标	损害程度折分及要求的总分
壹期	结节	20 个	20 个结节，每个结节折 1 分，总 20 分
	弥纤	占全肺面积 25%	占全肺面积 1.25% 为 1 分，总 20 分
	尘斑	占全肺面积 30%	占全肺面积 1.5% 为 1 分，总 20 分
贰期	结节	50 个	50 个结节，每个结节折 1 分，总 50 分
	弥纤	占全肺面积 50%	占全肺面积 1% 为 1 分，总 50 分
	尘斑	占全肺面积 75%	占全肺面积 1.5% 为 1 分，总 50 分
注：叁期尘肺不必进行综合评分。			

综合上述三种病变损害积分计算见式（C.1）：

$$\sum = a + b \times 100/1.25 + c \times 100/1.5 \quad\cdots\cdots\cdots\cdots\cdots\cdots\cdots\quad （C.1）$$

式中：

a——全肺结节数量；

b——全肺弥漫性纤维化面积的百分比；弥纤 2 度以下系数为 100/1.25，2 度起则系数为 100/1；

c——尘斑占全肺面积的百分比。

附　录　D
（规范性附录）
尘肺标本检查法

D.1　肺标本固定

尸体解剖宜在死后 48h 内进行。具备尸体冻存条件的,可以延长至 7d。

按常现尸检方法取出肺、心及纵膈,立即通过气管向肺内灌注 10% 中性福尔马林溶液(4% 甲醛溶液),使肺相当处于生理深吸气状态下膨胀固定。灌注前轻压双肺各叶,排除肺内气体,清除气管内分泌物,以利固定液入肺。灌注时,上述固定液高于灌注标本约 40cm 左右,慢速滴入。灌注量视肺容量而异,一般为 1000mL～1500mL,液体流出口位置要随时移动,以便全肺五个肺叶均达到适当膨胀。与此同时,肺应置于一宽敞容器内,器内盛以上述固定液,肺表面以医用脱脂棉平铺覆盖以防风干。五个肺叶全部膨胀后,结扎气管,使肺各叶处于解剖位置自由伸展。固定至少 5d 后按规定切开检查。

D.2　眼观检查

固定后将肺大体标本置于切肺板上,将肺背侧紧贴板面,左手将肺固定于板上,用力均匀,尽可能使肺大面积贴在板面。用长刀将肺切成每片 1cm 厚的连续冠状切面。将气管隆嵴处的切面定为 0 位切面,分别向腹(前)侧和背(后)侧将肺切成多数切面,顺序编号为前 3、前 2、前 1、0、后 1、后 2、后 3……。观察各切面的尘肺病变,如尘斑、灶周肺气肿、结节、弥漫性纤维化、块状纤维化、淋巴结和胸膜病变……等,用照相机把各个切面拍摄记录,也可采用绘图记录方法,登记于规定的记录纸上,作分析之用。全肺大切片标本对尘肺病理诊断及分期,病理 X 线对照分析、尘肺病变全真保存,都能提供最有效的资料。

D.3　组织学取材

每侧肺取材 10 块,必须包括各个肺叶,每叶 3～5 块,每块厚 3mm～4mm,面积 2cm×2cm 左右,取材的组织块要包括各种尘肺病变和可疑尘肺病变,包括深部肺组织和胸膜。取材组织块编号要与大体保持一致。淋巴结取材数量不限。

组织学切片采用常规石蜡切片及苏木素伊红染色。需要时可做网织纤维、胶原纤维、弹力纤维、结核菌、钙、铁等染色,以鉴别病变性质。建议用偏光显微镜检查石英粒子、石棉纤维等。

D.4　尘肺大体标本眼观病变摄像记录方法

D.4.1　摄像器材:

a) 翻拍架:四角对称,斜射 45° 对称灯台架;

b) 相机及镜头:单反数码照相机配置 AF35-70mmf/2.8 自动变焦镜头;

c) 光源:6400K 日光色,45W 节能灯、闪光灯、双联 X 线片阅片灯。

GBZ 25—2014

D.4.2 相机模式设置：

    a）像素：M3216×2136，打印尺寸 40.8cm×27.1cm；

    b）对焦：自动对焦（AF）选择 S（单次伺候）或选择 M（手动对焦）；

    c）感光度：ISO 200；

    d）曝光：选择中央重点测光，测光模式可设定为自动程序（P）；也可使用光圈优先自动模式（A）；

    e）白平衡：AUTO 自动，色温 3500K～8000K。

D.4.3 技术参数：

    a）布光：翻拍架四角对称斜射 45°、中置相机配闪光灯为主光源，双联 X 线片阅片灯作为背景辅助光源；

    b）相机设定：

      ——曝光：选择手动曝光时，将相机调至光圈优先（A），光圈 f/8-11；选择自动曝光时，应用相机自动曝光程序（P）；

      ——对焦：选择手动对焦（M）；也可选择自动对焦（AF），拍摄全肺大体标本，选择自动区域对焦模式（AF）；拍摄肺切面标本，选择单点对焦模式（S）。

    c）镜头：自动变焦镜头，调整焦距环至 50mm 自动对焦。

    d）闪光灯：闪光模式设定到自动闪光（TTL）。

D.4.4 操作方法：水平放置 X 线片阅片灯于翻拍架的台面上，开亮后作为背景光源。选择设定相机模式后装闪光灯于相机上，固定相机于摄像台升降杆上，调整相机高度，镜头到标本的一般距离为 800mm，可根据标本大小构图要求适当加以调整。将肺标本表面黏液、水分充分吸干，放在阅片灯乳白玻璃上，对取材前切面拍照一次，取材标记后再拍照一次。

附 录 E
（规范性附录）
申请单、记录表、报告单

E.1 尘肺病理检查申请单、记录表及报告单格式全国统一

凡申请尘肺病理检查者,应逐项填写本标准规定的申请单,由送验单位与尘肺病理诊断单位联系。诊断单位必须按记录表及报告单格式和要求完成诊断工作。

E.2 尘肺病理检验申请单

尘肺病理检验申请单规范填写格式见表 E.1。

E.3 尘肺病理检查记录表

尘肺病理检查记录表包括眼观记录表、眼观病变照片图与镜检记录表:

a）尘肺标本眼观记录表规范填写格式见表 E.2;

b）尘肺眼观病变照片图规范填写格式见表 E.3;

c）尘肺标本镜检记录表规范填写格式见表 E.4。

E.4 尘肺病理诊断报告单

尘肺病理诊断报告单规范填写格式见表 E.5。

GBZ 25—2014

表 E.1　尘肺病理检查申请单

病理号
姓名　　　　　　　性别　　　　　　年龄　　　　　　　　住院号
送检单位：
粉尘接触史：(单位及工种工龄)
　　　年～　　　　年　　　　　；　　　年～　　　　年　　　　　；
　　　年～　　　　年　　　　　；　　　年～　　　　年　　　　　；
　　　年～　　　　年　　　　　；　　　年～　　　　年　　　　　；
　　　年～　　　　年　　　　　；　　　年～　　　　年　　　　　；
　　　年～　　　　年　　　　　；　　　年～　　　　年　　　　　；
手术：　　　年　　　月　　　　死亡：　　　年　　　月
主诉：

主要症状及体征：　咳嗽、气急、咳痰、咯血、胸闷、胸痛……
　　　　　　　　　桶胸、呼吸动度减弱、干湿啰音、发绀……
　　　　　　　　　体温　　　　℃　脉搏　　　次/分　血压　　　/　　　毫米汞柱
　　　　　　　　　心电图
化验：
血红蛋白　　　　　　白细胞计数　　　　　　　血沉　　　　　痰菌
其他
历次肺功能检查：
X 线胸片定诊及诊断结果：　　　　　　　　　　　　　　胸片号
　　　　　　年　　　月　　　期　　　　年　　　月　　　期
　　　　　　年　　　月　　　期　　　　年　　　月　　　期
　　　　　　年　　　月　　　期　　　　年　　　月　　　期
手术所见：
临床诊断：

　　　　　　　　　　　　　　　　　　　　送检医生_____　　　年　　月　　日

注1：肺叶切除者也可使用本申请表。
注2：E2 从主诉到肺功能检查可另分出一表名为：病人死前最后一次病案记录。

表 E.2　尘肺标本眼观记录表

切面号	右肺							取材编号	其他病变	左肺							取材编号	其他病变
	胸膜	淋巴结	气肿	团块	弥纤	结节	尘斑			胸膜	淋巴结	气肿	团块	弥纤	结节	尘斑		

姓名 _____　病理号 _____

填写说明:

1. 主要病变记入指定栏,其余记入"其他病变"栏内;

2. 淋巴结按尘肺病变阳性个数做分子,所检查淋巴结总数做分母记录;

3. 轻度胸膜增厚记"√",>1mm 时记实际厚度;

4. 已诊断尘肺的病例须记录全部受检肺切面;

5. 上述病例须至少选左右肺一个最严重切面绘制病变复制图;

6. 尘肺病变图按统一标记绘图:

　　×尘斑,(仅用于尘斑型尘肺);● 结节;≋ 弥纤;❀ 团块;

　　🜲 ❀ 结核灶和空洞;⠿ 气肿;◯ 大泡气肿;✳ 癌肿

GBZ 25—2014

表 E.3　尘肺眼观病变照片图

姓名　　　　　　　　　　　病理号　　　　　　大体切面号

眼观病变小结:

表 E.4 尘肺标本镜检记录表

切片号	取材部位	结 节			弥纤(度)	尘 斑	气 肿		其他病变
		矽	混	矽结			中心	全叶	

姓名　　　　　　　　　　　　　　　　　　　病理号

注 1：按序号记录 20 张切片。

注 2：尘斑型尘肺须记尘斑个数。

注 3：气肿按所占切片面积(按百分比记录)。

注 4：规定的 20 张肺切片以外的切片按器官分别记录。

注 5：大切片作专项记录。

GBZ 25—2014

表 E.5　尘肺病理诊断报告单

病理号：				
姓名	性别	年龄	X 线号	
工种工龄				
死亡日期　　年　月　日　时		尸检(手术)日期　　年　月　日　时		
送检单位		送检日期		
临床诊断				

病　理　检　查　所　见	
大体	镜下

尘肺病变	结　节		团　块	
	弥　纤		淋巴结	
	尘　斑		胸　膜	

并发病
病理诊断

报告医师　　　　　　　　　　　报告日期　　年　月　日

主要参考资料

[1]　中华人民共和国国家卫生和计划生育委员会. 职业性尘肺病的病理诊断标准：GBZ 25-2014[S]. 北京：中国标准出版社，2014.

[2]　中华人民共和国卫生部. 尘肺病理诊断标准：GB 8783-88[S]. 北京：中国标准出版社，1988.

[3]　尘肺病理学 尘肺病理诊断标准（照片及幻灯片）. 北京：中国预防医学科学院劳动卫生与职业病研究所职业病研究室病理组编撰. 1987.

[4]　梁淑容，郑志仁，邹昌淇，等. 尘肺病理图谱[M]. 北京：人民卫生出版社，1981.

[5]　郑志仁，王炳森，蒋学之，等. 环境病理学[M]. 济南：山东科学技术出版社，1991.

[6]　李德鸿. 尘肺病[M]. 北京：化学工业出版社，2010.

[7]　王簃兰，刚葆琪. 现代劳动卫生学[M]. 北京：人民卫生出版社，1994.

[8]　孟昭阁，张国忱，邢国长. 矿山矽肺与结核防治[M]. 北京：能源出版社，1985.

[9]　谢汝能，徐英含，刘兴汉，等. 14例矽肺和矽肺结核的病理分析[J]. 中华病理学杂志，1965，11（4）：245-248.

[10]　徐英含，谢汝能. 矽肺结核空洞的形态观察[J]. 浙医学报，1965，（2）：9-11.

[11]　谢汝能. 矽肺及矽肺结核的胸膜病理改变[J]. 中华结核和呼吸系统疾病杂志，1980，（01-04）：205-206.

[12]　谢汝能. 矽（尘）肺合并结核的病理诊断[J]. 华中劳动卫生，1986，（03）：7-9.

[13]　王明贵，张兰英，郑志仁，等. 胸膜斑的病理研究[J]. 中华劳动卫生职业病杂志，1988，（01）：9-13.

[14]　邹昌淇，邢康吉，杜庆成，等. 五例电焊工尘肺病理分析[J]. 中华劳动卫生职业病杂志，1989，07（04）：193.

[15]　王洪源，李毅，李军，等. 煤矿工人胸膜斑五例尸检病例报告[J]. 中华预防医学杂志，1997，31（03）：169-171.

[16]　Hnizdo E，Murray J，Sluis-Cremer GK，Thomas RG. Correlation between radiological and pathological diagnosis of silicosis：An autopsy population based study[J]. Am J Ind Med，1993，24（4）：427-445.

[17]　Roulson J，Benbow EW，Hasleton PS. Discrepancies between clinical and autopsy diagnosis and the value of postmortem histology：a meta-analysis and review[J]. Histopathology，2005，47：551-559.

[18]　J.L. Burton，J. Underwood. Clinical，educational，and epidemiological value of autopsy[J]. Lancet，2007，369（9571）：1471-1480.

[19]　Ndlovu N，Nelson G，Vorajee N，et al. 38 years of autopsy findings in South African mine workers[J]. Am J Ind Med，2016，59：307-314.

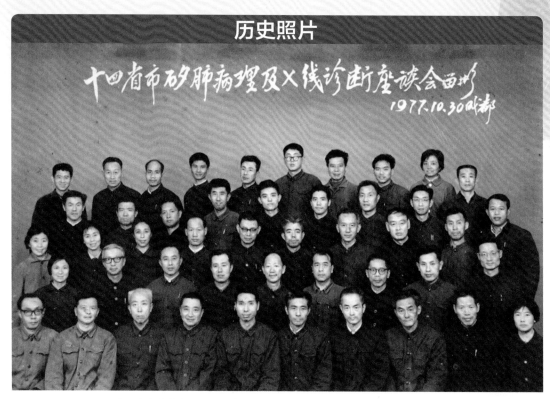

十四省市矽肺病理及X线诊断座谈会留念　1977.10成都（谢汝能 提供）

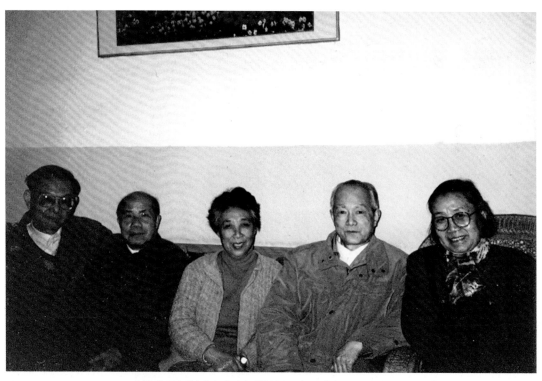

梁淑容研究员（中）、郑志仁教授（右2）、于慎言研究员（右1）、
谢汝能研究员（左2）和王炳森教授（左1）　1996.11成都（谢汝能 提供）

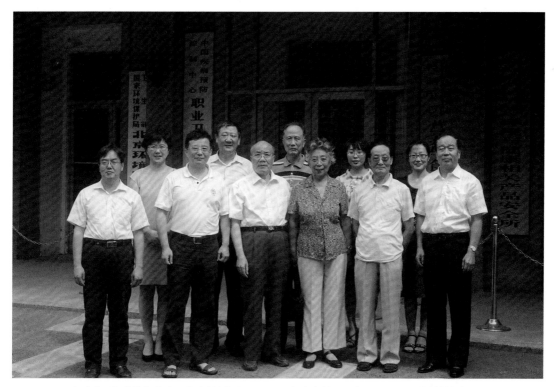

尘肺病理标准修订北京工作会议（中国 CDC 职业与中毒控制所）　2011.07 北京（苏敏　提供）

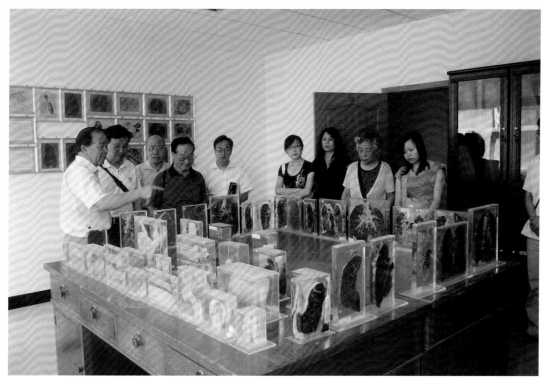

标准修订组专家复核尘肺档案（国家安监总局职业安全卫生研究所）　2011.07 北京（苏敏　提供）

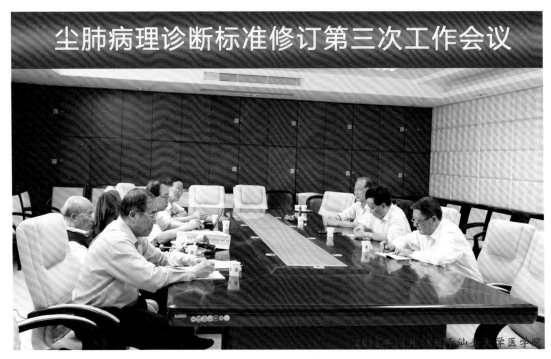

尘肺病理诊断标准修订第三次工作会议　2011.11 广东汕头（苏敏　提供）

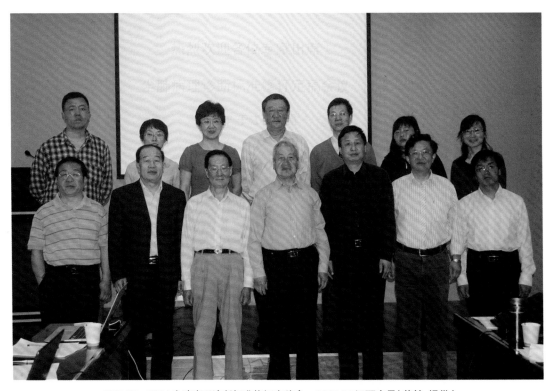

GBZ 25—2014 尘肺病理诊断标准修订定稿会　2012.04 江西南昌（苏敏　提供）

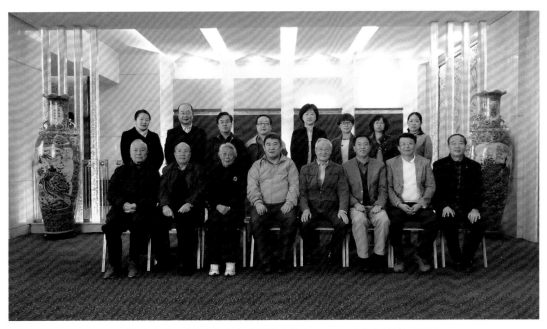

卫生部监督中心《尘肺病理诊断图谱》审稿会　2016.12北京(苏敏　提供)

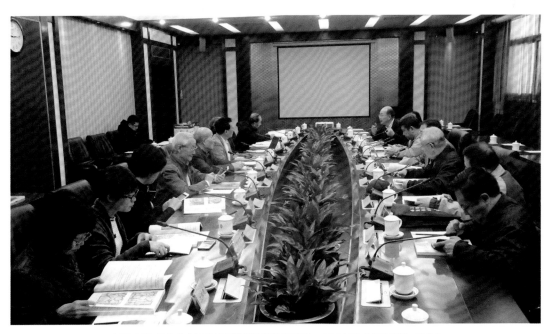

卫生部监督中心《尘肺病理诊断图谱》审稿会　2016.12北京(苏敏　提供)

索引

C

D

E

F

G

H

J